Europe et Médecine
1983-1986

Travaux du Comité Permanent des Médecins de la Communauté Européenne

Bureau du Comité Permanent des Médecins de la Communauté Européenne
1er janvier 1983 - 1er janvier 1986

Président : Dr Jacques MONIER.
Président honoraire de la Confédération des Syndicats médicaux français. Conseiller au Comité économique et social des Communautés Européennes.

Vice-Président : Dr Jacques AUTIN.
Secrétaire général du Conseil national de l'Ordre des médecins (France).

Secrétaire général : Dr Pierre POUYAUD.
Président honoraire de l'Union Européenne des Médecins spécialistes.

Trésorier : Dr Jacques MOULIN.
Secrétaire général du Conseil national de l'Ordre des médecins (France).

Délégué de la Présidence : M. Jean MIGNON.
Conseiller juridique - Vice-Président de la Commission des Juristes du Comité Permanent.

Secrétaires exécutives : Mme VILLETTE et Mme MIGNON.
Conseillères juridiques.

ISBN 2-225-80976-3

MASSON S.A. — 120 bd Saint-Germain, 75280 Paris Cedex 06
MASSON S.A. — Balmes 151, Barcelona 8
MASSON ITALIA EDITORI S.p.A. — Via Giovanni Pascoli 55, 20133 Milano
MASSON EDITORES — Dakota 383, Colonia Napoles, 03810 Mexico D.F.
EDITORA MASSON DO BRASIL — Rua Borges Lagoa 1044 CEP/04038 São Paulo S.P.

Europe et Médecine

1983-1986

Travaux du Comité Permanent des Médecins de la Communauté Européenne

MASSON

Paris New York Barcelone
Milan Mexico São Paulo

1986

Sommaire

Sur la route de l'Europe

Nous publions dans cette plaquette les documents les plus importants conçus, rédigés pendant les travaux du Comité Permanent des Médecins de la C.E.E., tout au long des trois années de direction française. C'est dire, qu'en fait, ces textes sont le résultat d'analyses et de synthèses, véritables expressions collectives des 750 000 médecins de la Communauté.
En effet, créé dès 1959, le Comité Permanent est l'organe représentatif de l'ensemble des médecins des 12 pays membres (nos confrères espagnols et portugais siégeaient déjà à titre d'observateurs). Bien plus, les représentants des médecins des autres pays de l'Europe occidentale sont régulièrement associés aux travaux. Les niveaux de culture, de civilisation technique de ces pays sont superposables, les formations professionnelles très semblables. Il est évident que sur les problèmes, d'éthique notamment, le Comité Permanent exprime le point de vue de l'ensemble des médecins de notre vieille Europe.

Pendant ces trois ans, nous nous sommes confrontés aux thèmes les plus aigus de l'activité du corps médical et de ses responsabilités sociales. Le progrès des sciences médicales, la place de la santé dans la société actuelle, les répercussions économiques de la protection sociale, obligent les médecins à agir collectivement, non pas pour s'arc-bouter sur des positions anciennes et dépassées, mais pour défendre en toutes circonstances la qualité technique de l'acte médical, le respect de la confidence, l'indépendance irréductible de chaque praticien, quelles que soient ses conditions d'exercice : secret médical, fécondation médicalement assistée et transferts d'embryons, formation spécifique du généraliste, programmation du nombre des étudiants en médecine, économie de la santé et responsabilité sociale et individuelle, objectifs plausibles de la médecine préventive, Charte des médecins salariés, Charte des médecins hospitaliers… toutes ces études ont été faites pour que les médecins de l'Europe fassent entendre leur voix et expriment leur volonté, pour que notre société en mutation n'oublie pas la mission de la médecine : le respect de la personne humaine, les droits de l'homme malade.
Cette méthode de travail, s'ajoutant à l'entièreté des efforts jusqu'ici accomplis pas nos prédécesseurs, a renforcé la représentativité efficace du Comité Permanent. L'audience de notre organisation est incontestable

auprès de la Commission de la C.E.E., du Parlement Européen, du Comité Economique et Social, mais aussi du Conseil de l'Europe, de l'O.M.S. et particulièrement du Secrétariat Europe de l'O.M.S. à Copenhague, du Bureau International du Travail...

Tout cela est-il suffisant? Nous devons répondre non. Même apprécié, même estimé des représentants administratifs et politiques de l'Europe, notre Comité Permanent ne doit pas se contenter d'un rôle, si utile soit-il, de groupe d'experts. Il nous paraît évident que les problèmes de santé, les solutions qui seront bien ou mal données, sont une des préoccupations cruciales des temps modernes. Nous pensons que se dessine ainsi la place de la Personne dans une société de plus en plus technique, de plus en plus médiatisée.
Une sonate, même la plus pure, ne peut être perçue au milieu des trompettes et des tambours. Dans notre Europe, il nous faut parler fort et nous adresser au plus grand nombre : avec d'autant plus de vigueur et de passion que nous défendons le mieux-être, la santé, la vie de chaque citoyen.

Le corps médical de l'Europe, de toute l'Europe occidentale, doit à notre avis se constituer en une véritable Union européenne, dont notre Comité Permanent serait le moyen d'expression constant. Les problèmes de santé sont mal perçus par la population. Dans nos pays démocratiques, c'est elle qui décide par ses votes, mais aussi par la pression de l'opinion publique. Cette prise de conscience du rôle de la médecine, c'est nous médecins qui devons la provoquer. Si les médecins sont bien compris, aimés dans leurs travaux professionnels, par contre les exigences d'une vraie politique de santé, dont dépend chaque acte médical, ne sont guère ressenties. Cet effort constant des médecins ne sera possible que s'ils ont l'organisation, nous allions dire de masse, qui leur permette de parler haut et clair. La tribune européenne paraît particulièrement propice à cette action d'information, d'alerte. Le niveau de la Communauté protège des exploitations politiques éventuelles et des accusations erronées de corporatisme. Une action positive de cette ampleur libérerait nos organisations professionnelles d'une attitude apparemment défensive que l'opinion comprend mal et que les médias ont tendance à exploiter.
Nous terminons notre parcours de trois années avec un optimisme renouvelé. Notre dossier santé, il suffit de l'ouvrir et de l'expliquer : il protège l'avenir de l'homme. Continuons notre trajet sur la route de l'Europe avec enthousiasme, cet enthousiasme qu'Henri Mondor appelait « le dieu intérieur qui mène à tout ».

Dr Jacques Monier
Président honoraire du
Comité Permanent des Médecins
de la Communauté Européenne

Le Comité Permanent - 1959-1985[1]

A l'aube de l'année 1958 la signature puis la ratification du Traité de Rome par les six pays signataires incite les représentants des organisations professionnelles de ces pays à se réunir pour en étudier les implications pour la profession médicale, et ce dans le cadre du Secrétariat européen de l'Association Médicale Mondiale (A.M.M.).

• Au cours de ces réunions et pendant près de deux années, un certain nombre de points furent étudiés et confrontés afin d'établir la situation dans chaque pays, notamment :

. les législations sociales et leur fonctionnement,
. la formation des médecins : formation de base et formation spécialisée,
. la répartition des médecins de chaque pays,
. l'éthique et la déontologie,
. les problèmes soulevés par la migration des médecins,
. la représentation de la profession médicale auprès des instances communautaires.

L'ébauche de ces études comparatives, la nécessité d'une représentation auprès de la Communauté firent naître l'idée de la création du Comité Permanent.

Des réunions préparatoires permettent d'élaborer un projet de statut et les 23 et 24 octobre 1959, à Amsterdam, les représentants des organisations médicales nationales des six pays constituant alors la C.E.E., à savoir :

— la Bundesärztekammer,
— la Fédération médicale belge,
— la Confédération des Syndicats médicaux français,
— la Federazione nazionale degli Ordini dei Medici d'Italia,
— le Syndicat des médecins du Grand-Duché de Luxembourg,
— la Koninklijke Nederlandsche Maatschappij tot bevordering der Geneeskunst,

fondaient le Comité Permanent des Médecins de la Communauté Economique Européenne.

1. Dr Pouyaud, Secrétaire général honoraire.

• *La Présidence en était confiée pour deux ans à la France* et la première réunion se tint à Paris en janvier 1960.

Au cours de ces deux années, le Comité constitua ses dossiers et mit en chantier peu à peu ses structures de travail. C'est ainsi que furent examinées :

— les règles professionnelles et les Codes de déontologie,
— les conditions d'accès à la profession,
— la formation de base, qui fut assez rapidement considérée comme comparable dans les six pays et donc susceptible de coordination,
— la formation des spécialistes qui fut l'objet en 1961 d'une étude conjointe avec l'Union européenne des Médecins spécialistes (U.E.M.S.),
— la création de groupes de travail,
— la coordination des activités du Comité Permanent avec l'U.E.M.S. et l'U.E.M.O. (Union Européenne des Médecins omnipraticiens) par la nomination d'officiers de liaison.

De plus, des contacts étaient pris avec les services de la Commission des Communautés européennes et à plusieurs reprises un fonctionnaire de la C.E.E. vint donner en séance des informations et recueillir officieusement les avis du Comité Permanent.
Pendant l'année 1960 le Conseil National de l'Ordre des Médecins se joignit à la Confédération des Syndicats médicaux français dans la délégation française.

• *La Présidence néerlandaise (1962-1964)* continua le travail de commission maintenant bien établi et s'attacha tout particulièrement à la préparation des Directives « Médecins » dont, à l'époque, on pensait la promulgation prochaine. L'élaboration d'une période d'adaptation pour les médecins migrants constituait un souci du Comité Permanent et fut l'objet, de même que la prestation de service, d'études importantes.
Mais le gros problème était celui de la coordination des formations en vue d'une reconnaissance mutuelle des diplômes de spécialistes, et les travaux des sections monospécialisées de l'U.E.M.S. firent l'objet d'examens approfondis avant d'être transmis aux autorités communautaires avec lesquelles les contacts étaient poursuivis et intensifiés. En septembre 1964 une réunion conjointe des experts gouvernementaux et des représentants du Comité Permanent se livra à un premier examen du projet de Directives « Médecins ».

• *La Présidence allemande (1965-1967)* continua la préparation des Directives déjà amorcée.
La notion de coordination des conditions d'exercice se fait jour peu à peu. Un texte fut établi dans ce sens qui, après de longs préparatifs d'élaboration, fut adopté en 1967 sous le nom de « Déclaration du Comité Permanent au sujet de l'exercice de la profession au sein de la Communauté », plus connu sous le nom de « Charte de Nuremberg ». Cette Charte définit les principes fondamentaux de l'exercice de la médecine, s'imposant aux praticiens mais aussi aux Etats comme aux organismes sociaux dans le cadre communautaire. Parallèlement

était élaborée et adoptée une « Charte des Médecins hospitaliers de la C.E.E. » (1967).
La nécessité d'une formation complémentaire de l'omnipraticien étant apparue, une étude du problème commençait à s'élaborer dès 1965. C'est à cette époque qu'il apparut nécessaire de faire revivre l'Union Européenne des Médecins Omnipraticiens (U.E.M.O.) qui fut fondée à nouveau dans le cadre du Comité Permanent.

• A la Présidence allemande succéda la *Présidence belge (1968-1970)*. C'est pendant cette période qu'eut lieu, en juin 1968, un deuxième Comité conjoint du Comité Permanent avec les experts gouvernementaux auprès de la C.E.E. L'élaboration progressive des Directives fut examinée. Sans changements majeurs des problèmes de formation et de reconnaissance mutuelle des diplômes, les nouveaux textes éliminaient la période d'adaptation souhaitée par la profession et ne retenaient pas la notion de coordination des conditions d'exercice.
En 1968 était adoptée une « Charte des Médecins salariés ».

• *La Présidence italienne (1971-1973)* allait voir entrer au Comité Permanent trois nouveaux membres de la Communauté européenne. Le Danemark, l'Irlande et le Royaume-Uni faisaient désormais partie du Comité Permanent. La notion d'un Comité consultatif sur la formation médicale auprès de la Commission apparaît particulièrement à l'occasion d'une réunion à Bruxelles sous l'impulsion du Commissaire responsable de l'époque, à laquelle participaient non seulement le comité Permanent, mais les Universités, les experts gouvernementaux. Dans un premier temps, un Comité consultatif européen des représentants de l'Université et de la Profession était envisagé.

• Sous la *Présidence anglaise (1974-1976)* les discussions se poursuivent et aboutissent finalement au Comité consultatif tripartite, issu des Universités, de la Profession et des autorités de tutelle que nous connaissons maintenant. C'est pendant cette période (juin 1975) que furent promulgués les directives « Médecins » et les textes créant le Comité consultatif sur la formation médicale et le Comité des Hauts Fonctionnaires de la Santé.

• *La présidence danoise (1977-1979)* fut l'occasion de célébrer le 10e anniversaire de la fondation du Comité et de mesurer, par la publication d'un recueil des actes essentiels, le travail fait en commun depuis lors. Au cours de cette présidence fut adoptée la déclaration de Copenhague sur le rôle des médecins face aux décisions des Etats en vue de maîtriser les coûts de la santé.

• Au cours de la *Présidence irlandaise* (1980-1982) le Comité, à la suite de l'entrée de la Grèce dans la Communauté, fera place à la délégation de l'Association médicale panhellénique. C'est également sous cette présidence que sera adoptée la Déclaration de Dublin (1981) définissant les règles essentielles de la formation médicale permanente..

• *En 1983, la Présidence du Comité Permanent revient à la France.* Au cours de ces trois années il fut essayé d'élargir l'audience du Comité Permanent et d'améliorer son efficacité :

— Une représentation auprès des services communautaires fut créée à Bruxelles.
— Le Comité Permanent fut entendu par les services de la Commission et remit un document : « Pour une économie de la santé fondée sur la responsabilité sociale et individuelle. »
— Dans le même temps une audition parlementaire du Conseil de l'Europe amenait le Comité Permanent à déposer un document sur le même thème.
— L'élaboration progressive d'une Directive sur la formation complémentaire du médecin omnipraticien amena des démarches nombreuses auprès des services compétents de la Commission et des prises de position fermes du Comité Permanent pour faire avancer cette Directive.
— Les problèmes de la prévention ont également retenu l'attention du Comité Permanent qui élabore un document sur la conception et le rôle des médecins face à la prévention.
— Le Comité Permanent a également participé aux travaux de l'O.M.S.-Europe sur les soins de santé. Cette participation doit se poursuivre.
— D'importants documents concernant l'éthique médicale ont été élaborés, notamment sur le secret médical, le droit de grève des médecins, la procréation artificielle, la fécondation in vitro et la protection de l'enfant à naître.
— Durant cette période, la Charte des Médecins salariés fut entièrement rénovée, la Charte des Médecins hospitaliers fut modifiée et réactualisée, et un important travail sur la Médecine du travail fut aussi mené à bien.

• L'entrée de l'Espagne et du Portugal dans la Communauté Européenne amenait les représentants de ces pays à siéger à part entière au Comité Permanent où ils étaient observateurs fidèles depuis des années.

• Avant de passer sous *Présidence allemande à partir de 1986*, le Comité Permanent a célébré les vingt-cinq années de son existence et de son activité au cours d'une séance solennelle au Sénat à Paris, dont la présente publication fait également la relation.

L'évolution des systèmes de santé en Europe : Problèmes économiques et perspectives [1]

Lorsque l'on s'interroge sur les perspectives actuelles des systèmes de santé, il semble que parmi les facteurs qui influencent et qui vont continuer à influencer leur évolution en Europe il y en a 4 qui sont communs à pratiquement tous les pays : le ralentissement de la croissance économique, le vieillissement des populations, les perspectives de la démographie médicale et les progrès thérapeutiques et diagnostiques attendus. Ce dernier point fera l'objet de la communication du Professeur Gros. Je me bornerai donc simplement aux trois premiers, et je terminerai mon exposé par les perspectives de financement des soins médicaux dans ce cadre.

Le ralentissement de la croissance économique

Les discussions sur les politiques de santé s'inscrivent dans le cadre général des interrogations sur l'éventuelle incompatibilité des objectifs économiques et sociaux qui se sont fait jour dans la plupart des pays industrialisés à la suite des chocs pétroliers de 1973 et 1979.

En effet, après la seconde guerre mondiale, la mise en œuvre et le développement de programmes visant à réaliser une plus grande justice sociale, financés en grande partie sur fonds publics, ont été facilités par la croissance économique qu'ont connue tous ces pays mais le financement des politiques sociales a progressivement posé des problèmes de plus en plus difficiles à résoudre dans le climat économique altéré qui caractérise les dix dernières années alors que les besoins de protection sociale n'ont cessé de croître, en particulier sous l'influence de la crise, de la montée du chômage et du vieillissement de la population.

---

1. Simone Sandier, Directeur de Recherches au CREDES. 21 novembre 1985, Rapport présenté à l'occasion du 25e anniversaire du Comité permanent des Médecins de la Communauté Européenne.

Actuellement, il semble qu'un consensus se dégage au niveau des gouvernements pour limiter la part des prélèvements obligatoires, pour freiner la progression de la part des dépenses sociales dans le Produit Intérieur Brut et la maintenir à un niveau constant jusqu'à la fin des années 80. Cependant, selon les pays, en fonction de l'organisation de la protection sociale, des options politiques, et du niveau économique, la définition des moyens à mettre en œuvre pour atteindre ce but n'obéissent pas aux mêmes contraintes et les conséquences des politiques menées peuvent être variables.

Ces options se traduisent dans le secteur de la santé par le souci de contenir la croissance des dépenses médicales au même niveau que celle de l'économie en général, et dans les années à venir c'est l'objectif de maîtrise des dépenses de santé qui risque, comme dans le passé récent, de dominer la planification, et d'influencer pour quelques années l'évolution du secteur sanitaire.

Les études économiques sur le secteur sanitaire ont conduit à des résultats qu'il convient de rappeler.

Il est probable que des facteurs organisationnels, jouent un rôle sur le niveau et l'évolution des dépenses de santé de chaque pays, mais il semble que c'est le développement économique général du pays qui semble influencer de façon importante le niveau de ses dépenses médicales. La relation générale est en fait le résultat de l'action d'une multitude de facteurs complexes ; pour faire bref on peut dire que plus un pays est riche, plus il dépense pour la santé de sa population, non seulement en valeur absolue, mais aussi en proportion de sa richesse nationale. Compte tenu de la force de cette relation qui se vérifie entre pays et à travers les époques, on peut se demander si le ralentissement qui se manifeste depuis quelques années dans la croissance des dépenses de santé n'est pas en grande partie lié au ralentissement de la croissance économique que nous connaissons à l'heure actuelle.

En effet bien que les dépenses de santé exprimées en pourcentage du Produit Intérieur Brut aient continué à s'accroître dans beaucoup de pays, on doit noter que depuis 1975 leur progression est moindre. En dépit de la croissance accélérée des effectifs de médecins et du développement continu de la technologie médicale, l'accroissement annuel moyen des dépenses de santé corrigées des effets de l'inflation a, par exemple, diminué au Royaume-Uni de 5,1 % (1960-1975) à 2,9 % (1975-1983), au Japon de 13,2 % à 5,8 % et en Italie de 8,5 % à 3,4 % [31]. Cette tendance se retrouve encore plus prononcée pour les soins ambulatoires puisque leur part de la dépense totale de santé qui était en 1981 de 49,6 % a diminué au cours du temps.

La décélération des dépenses qui reflète à la fois la diminution des taux de croissance du volume des consommations médicales et celle des prix relatifs des soins, est certainement due à la conjonction de plusieurs facteurs, dont on ne peut exprimer précisément l'impact respectif en termes quantitatifs. Trois d'entre eux semblent avoir eu dans le passé un effet non négligeable dans le domaine des soins ambulatoires : le niveau de satisfaction des besoins de soins déjà atteint dans les pays d'Europe, le ralentissement de la croissance économique, et la conduite de politiques de maîtrise des dépenses de santé. Leur influence se retrouvera dans les années à venir.

Dans les années soixante, deux facteurs avaient contribué à l'accroissement du volume des consommations de soins ambulatoires : d'une part, du côté de la demande, la diffusion du recours aux soins médicaux dans toutes les couches de la population, facilitée par l'extension de la prise en charge financière, et d'autre part, à l'initiative des médecins, l'allongement et la diversification des processus de soins liés au développement et la spécialisation du corps médical, ainsi qu'à l'arrivée de nouvelles techniques de diagnostic et de traitement. La demande de soins n'est certes pas saturée, mais on peut penser qu'actuellement c'est surtout le second facteur qui joue tandis que l'influence du premier est amoindrie et s'estompera encore dans le futur. En effet, dans un certain nombre de pays on a pu observer que le nombre de consultations de généralistes, qui est un indicateur du nombre de premiers recours aux soins, ne s'accroît que faiblement ou même stagne, tandis que les services de spécialistes, les analyses de laboratoire, les examens radiologiques et les prescriptions de pharmacie continuent à croître.

Il semble que dans le passé récent les actions volontaristes menées pour limiter la croissance des dépenses de santé ont eu plus d'effet qu'au début des années soixante-dix. Progressivement le développement de l'information économique dans le domaine de la santé, l'expérience accumulée lors des négociations avec les organisations professionnelles, la pression des difficultés économiques, ont conduit les planificateurs à mieux définir et justifier leurs interventions, à en augmenter la diversité et la fréquence : le freinage des prix médicaux, l'exclusion des médicaments de confort de la liste des produits pris en charge collectivement... ont été plus facilement acceptés dans un climat de concurrence entre praticiens et de crise économique qui impose des sacrifices à l'ensemble de la population, que lorsque l'amélioration du niveau de vie général de la population constituait la référence. Ainsi, avant 1975 les mesures ponctuelles de freinage des dépenses médicales avaient été partout battues en brêche ou mal acceptées, et la courte durée de leur influence, ne traduisait souvent que l'impact psychologique sur le comportement des médecins et des malades d'un effet d'annonce, relayé par les médias. Depuis, dans beaucoup de pays les professionnels semblent avoir pris conscience des difficultés économiques et admis la nécessité de la concertation et de l'autodiscipline.

Le ralentissement de la progression des dépenses de santé est un phénomène tellement général, que l'on pourrait se demander, si toutefois on avait le goût du paradoxe, s'il mérite de focaliser les préoccupations des planificateurs, et si un jour ne viendra pas où on se dira qu'il faut se préoccuper d'une croissance insuffisante.

Le vieillissement de la population

Je commencerai par reprendre le thème du vieillissement de la population. Il est vrai que le nombre des personnes âgées augmente et que du fait de la réduction des taux de natalité, elles représentent une proportion croissante de la population, il est vrai aussi que les personnes âgées, comme les malades en général consomment plus de soins médicaux que les plus jeunes et les bien-portants. Pourtant, si on analyse les données statistiques il apparaît que dans la plupart des pays le phénomène de vieillissement de la population, phénomène qui dure déjà depuis plusieurs dizaines d'années et qui va se poursuivre dans le futur, ne doit pas être considéré comme la raison majeure de la croissance des dépenses de santé.

Cependant, s'il n'est pas justifié de considérer le vieillissement de la population comme le bouc émissaire de la croissance des consommations médicales, dans chaque pays il pose avec plus ou moins d'acuité des problèmes d'adaptation de l'appareil de soins. En effet, sous l'influence du vieillissement la nature de la demande de soins se modifie au cours du temps.

On peut penser que progressivement les personnes âgées représenteront une part accrue de l'activité de soins ambulatoires des médecins qui devront donc traiter plus de malades chroniques et de pluri-pathologies. Un calcul basé sur des données de consommation par âge de 1981 conduit à prévoir que dans vingt ans les personnes âgées consommeront alors plus du cinquième (21,7 %) des consultations de médecins aux Etats-Unis, plus du quart (25,6 %) en France, et plus du tiers (33,6 %) en Allemagne Fédérale. Ces projections mécaniques ont toutes les chances d'être dépassées, car compte tenu de l'évolution probable de la morbidité, on peut envisager que les institutions soient relayées en partie par la médecine ambulatoire pour les soins aux personnes âgées.

Entre 1970 et 1980 l'espérance de vie à la naissance s'est accrue dans les pays de l'OCDE de deux ans pour les hommes et de deux ans et demi pour les femmes ; l'espérance de vie à 60 ans a, elle, augmenté respectivement de 0,8 et 1,4 années. Ces données sont des indicateurs de l'amélioration de l'état de santé, imparfaits certes, mais qui ont le mérite d'exister. Des études ponctuelles plus approfondies précisent les changements de morbidité. Ainsi, il a été trouvé qu'en quinze ans l'invalidité moyenne a notablement baissé, par le jeu combiné de l'augmentation des gênes légères et de la diminution des invalidités lourdes (par exemple, parmi les personnes de plus de 60 ans la proportion de celles qui ne peuvent mener « une vie normale » s'est abaissée dans la Région Parisienne de 50 % à 29 %). Cette évolution est probablement due, au moins en partie à une surveillance médicale plus grande des maladies chroniques. Elle est de nature à permettre dans plus de cas un glissement vers le secteur ambulatoire de malades qui relevaient antérieurement de soins en institutions. Les décisions des planificateurs peuvent favoriser ou non cette tendance en fonction des mesures qui seront prises dans le domaine de l'organisation de l'appareil de soins (formation de personnels auxiliaires, transport des malades...) et dans celui de la prise en charge financière (déplacement des médecins, coordination avec les services sociaux...).

Pour les responsables économiques, les difficultés liées au vieillissement de la population proviennent du fait que même si celui-ci n'entraîne pas d'accélération notable des consommations médicales, l'accroissement de la part des personnes âgées dans la consommation de soins ne s'accompagne pas d'augmentation corrélative dans le financement. Dans les pays, nombreux, où les ressources de l'Assurance Maladie proviennent de cotisations salariales et patronales, on s'éloigne progressivement de l'objectif de l'entretien de la force de travail qui était à l'origine un des buts du développement de l'assurance-maladie. Ainsi la redistribution de ressources associée au financement collectif des consommations médicales est moins directement liée au développement de l'économie mais tend de plus en plus à exprimer la solidarité entre générations, ou entre actifs et inactifs. Le fait qu'une partie croissante des ressources du travail soit affectée à un secteur non productif suscite des critiques ; elle peut susciter et justifier la mise au point d'autres méthodes de financement des soins médicaux reflétant cette nouvelle réalité.

Avant de quitter le domaine du vieillissement il faut signaler qu'il exerce une influence indirecte sur le financement des dépenses de santé, plus importante que l'influence directe, à travers les difficultés qu'il entraîne pour le financement des retraites. Cette contribution à la montée des prélèvements collectifs est considérée comme inéluctable et la réduction du financement collectif dans le domaine de la santé est recherchée à titre d'une compensation possible.

Les effectifs de médecins

Depuis la fin des années soixante, le développement technique et économique du secteur de la santé a attiré vers les facultés de médecine un grand nombre d'étudiants ; on a ainsi assisté ces dernières années à une croissance sensible des effectifs de médecins dans beaucoup de pays qui continuera encore quelques années. L'effet des dispositions prises pour l'enrayer ne se feront sentir qu'à plus long terme, compte tenu de la durée des études médicales.

Face à un accroissement du nombre de médecins sensiblement plus rapide que celui de la population, dans beaucoup de pays des mesures restreignant l'immigration, soit l'accès aux études médicales, soit les postes hospitaliers, soit l'installation de nouveaux médecins ont été prises. En Europe, la Belgique et l'Italie sont les seuls pays qui ne contrôlent pas la démographie médicale. Les mesures quand elles ont été prises se basaient sur une analyse selon laquelle, d'une part les besoins de soins seraient pratiquement satisfaits, et d'autre part un accroissement des densités médicales conduirait inévitablement à une augmentation injustifiée des dépenses médicales.

Ces points généralement énoncés de façon moins simplificatrice, appellent quelques remarques :

- Les mesures de contrôle de la démographie médicale ont souvent été prises dans les pays quel que soit le niveau de départ des densités de médecins, elles peuvent difficilement être justifiées par référence aux « besoins ». Le nombre de médecins pour 1 000 habitants était en 1981 proche de deux en moyenne dans les pays de l'OCDE mais variait sensiblement selon le pays. En fait, les éléments manquent pour définir le niveau optimal de la densité médicale pour les besoins actuels et a fortiori pour ceux des années à venir.

- Le rôle de la croissance des effectifs de médecins sur l'accroissement du coût des soins médicaux ne peut être analysé qu'en différenciant les deux composantes des dépenses médicales : le volume des consommations et leur prix. Sur le premier point, il ne semble pas contestable qu'un plus grand nombre de médecins est associé à un niveau plus élevé de la consommation médicale surtout pour les spécialistes.

Au plan de l'accès, l'accroissement du nombre des médecins peut être considéré comme une opportunité pour améliorer certains aspects de la distribution des soins, et en particulier pour réduire les disparités géographiques de densité médicale et de structure par spécialité, en incitant les praticiens à s'installer dans les zones sous-médicalisées. Pour accélérer la tendance amorcée, les planificateurs ont la possibilité de prendre certaines dispositions plus ou moins contraignantes suivant les principes de base de l'organisation du système de soins dans le pays, telles : la diffusion d'une information sur le degré de médicalisation et les besoins des régions, incitations d'ordre financier, fixations de quotas à ne pas dépasser.

La croissance des effectifs médicaux peut également, en développant la concurrence entre praticiens, se révéler un élément favorable à l'expérimentation de nouvelles formes de distribution et de rémunération des soins, de même qu'à la sensibilisation du corps médical aux contraintes économiques.

Il est probable que l'accroissement des densités médicales a rendu acceptables les mesures qui sont intervenues dans beaucoup de pays pour modifier le contexte de l'activité médicale, généralement dans le sens de plus de contraintes ou de contrôles comme le montrent les exemples de nombreux pays d'Europe : Italie, France, Espagne...

On peut constater cependant que les mesures prises dans les différents pays n'ont pas bouleversé les règles en vigueur dans l'organisation du système de santé ; ceci semble constituer, pour le futur une condition de l'acceptabilité par les partenaires sociaux et explique que des changements plus profonds sur les méthodes de rémunération elles-mêmes ne soient pas intervenus dans les années récentes, malgré l'existence de projets en ce sens.

Perspectives pour le financement des dépenses de santé

Je voudrais terminer en présentant quelques données qui peuvent être utiles à ceux qui réfléchissent à des projets de réforme pour le financement des dépenses de santé.

Dans tous les pays, le financement collectif des dépenses de soins médicaux, à des degrés divers et selon des modalités différentes, a été rendu nécessaire par la concentration des dépenses médicales et l'aspiration à l'équité dans l'accès aux soins. Même dans un système comme celui des Etats-Unis, où il n'existe pas d'assurance obligatoire et universelle 72 % des dépenses de services de médecins et 92 % des dépenses hospitalières relèvent d'un financement collectif public, ou privé.

L'assurance et la solidarité se sont en effet révélés nécessaires pour répartir sur un plus grand nombre les énormes risques financiers liés à la survenue de la maladie et insupportables au plan individuel. Des données, valables pour la France illustrent ce point : en 1980, en trois mois, 40 % de la population n'a jamais fait appel au système de soins, tandis qu'à l'opposé 5 %, les plus malades, ont occasionné près des deux tiers des dépenses totales, et 10 % les trois-quarts.

Toute politique visant à la réforme du financement des consommations médicales doit tenir compte du fait que le financement collectif n'assure pas une redistribution entre catégories de revenu mais traduit une solidarité entre bien-portants et malades.

Dans chaque pays les méthodes de paiement en vigueur et les montants des rémunérations associées sont cependant des instruments qui peuvent être utilisés pour orienter la pratique des différents producteurs de soins.

L'option de laisser le secteur privé prendre une place plus grande dans la distribution ou le financement des soins ambulatoires et de laisser jouer plus largement les mécanismes de marché peut paraître un moyen pour résoudre une partie des difficultés du financement collectif public ; il n'est cependant pas évident qu'elle conduise à une meilleure maîtrise des dépenses de santé dans leur ensemble ; et il sera difficile d'éviter qu'elle ne contribue à accentuer les disparités dans l'accès aux soins et dans leur qualité. Le problème ne se pose évidemment pas de la même façon pour les soins hospitaliers et les soins ambulatoires, la couverture collective s'impose plus naturellement dans le second cas que dans le premier, mais il faut bien être conscient que des mesures restrictives prises dans le domaine des soins ambulatoires peuvent aller à l'encontre du désir de faire jouer à ce dernier secteur le rôle de substitut à l'hospitalisation et aux institutions dans un nombre de plus en plus grand de cas que les nouvelles technologies peuvent permettre.

Il est vraisemblable qu'on s'orientera vers des solutions mixtes, avec le désir d'obtenir des résultats à court terme, sans trop heurter les différents partenaires sociaux, des solutions du type de celles qui ont déjà été utilisées ces dernières années avec selon les pays, une extension plus ou moins officielle et plus ou moins importante du rôle dévolu au financement privé sous plusieurs formes.

Ainsi :

- L'extension des contrôles ou les restrictions dans l'accès aux soins pourraient donner lieu au développement d'un secteur privé de soins entièrement à la charge des malades.

- La baisse éventuelle des taux de couverture des soins, entraînant l'accroissement des dépenses à leur charge, pourrait inciter les malades à souscrire à leurs frais des contrats d'assurances complémentaires.

- Dans certains pays le caractère obligatoire de la protection sociale pourrait être atténué pour tout ou partie des soins. La décision de s'assurer de la couverture relèverait alors de la responsabilité du malade lui-même, qui arbitrerait le champ de la couverture en fonction du montant des primes correspondantes.

Les partisans de telles mesures dans le domaine des soins ambulatoires ne manquent pas ; ils précisent qu'il s'agit là d'un petit risque qui n'a pas à être pris en charge par la collectivité, et ils soulignent les avantages de la prise de conscience des coûts médicaux par les malades, comme ceux du dynamisme qu'engendre la concurrence entre assureurs, voire entre producteurs.

Le recours à la notion ambiguë de « petit risque » suscite des interrogations : se place-t-on pour l'apprécier sur un plan financier ou sur un plan médical ? Dans le premier cas, la distribution des dépenses médicales montre que la diminution de la couverture des faibles consommateurs ne pourrait générer des baisses de coûts significatives que si elle était radicale, ce qui est difficilement acceptable politiquement. Au plan médical, le risque encouru ne peut souvent être apprécié que rétrospectivement après visites, examens, et guérison. Par ailleurs une diminution de la couverture de certaines consommations pourrait inciter au report vers d'autres soins mieux pris en charge, comme l'hospitalisation.

La concurrence entre assureurs et/ou entre producteurs peut à la fois avoir des effets sur la qualité et les prix des services rendus au consommateur. Elle peut d'une part favoriser l'innovation et une plus grande rationalité dans les méthodes de distribution des soins ; mais elle peut aussi conduire à une sélection des risques assortie d'une modulation des tarifs en fonction des coûts actuariels tels que les personnes les plus exposées ne pourraient assurer leur couverture. Enfin, à un éventail de prix peut naturellement correspondre un éventail de prestations. Si un secteur privé de taille modeste peut constituer une utile soupape de sécurité, les objectifs d'égalité dans l'accès aux soins de qualité s'opposent à sa généralisation.

Certains, conscients des inégalités de revenus, proposent de moduler les tickets modérateurs en fonction des ressources de chacun, ou de financer sur fonds publics les primes d'assurance des plus démunis. Cette proposition peut paraître satisfaisante au plan de l'équité ; les calculs montrent toutefois qu'au plan technique elle n'est pas une réponse réaliste aux problèmes financiers que pose la mise en œuvre de la solidarité entre bien-portants et malades.

En conclusion, on peut constater que les problèmes rencontrés dans chaque pays pour assurer à la population des soins de qualité dans le cadre des contraintes économiques actuelles présentent un grand degré de similarité. La confrontation internationale des politiques de santé constitue pour tous une source de réflexion. Il faut rappeler cependant que l'on ne peut ni analyser, ni critiquer les expériences des autres, ni transposer un aspect particulier d'un système de santé d'un pays sans tenir compte d'abord du fait que ses différentes parties sont interdépendantes et solidaires. Par ailleurs, en tant que sous-ensemble du système économique et social plus large, le système de santé doit refléter les acquis et les contraintes de chaque nation. Ce n'est que dans ce cadre qu'une politique de santé peut rencontrer l'adhésion des différents partenaires sociaux et avoir une chance de succès.

Les progrès de la biologie et leur influence sur l'évolution de la médecine[1]

Cette séance solennelle marquant le 25e anniversaire du comité permanent des médecins de la C.E.E. ménage, comme il est naturel, une part prépondérante aux discussions qui touchent à l'économie de la santé, à l'évolution des dépenses, face aux données démographiques qualitatives, aux règles d'éthique médicale qu'impose la montée en puissance des techniques. Mais elle doit aussi s'impartir une réflexion en profondeur sur l'évolution de la médecine moderne au regard de la formidable poussée des sciences fondamentales. Comment concevoir une politique européenne digne de ce nom sans prendre en quelque sorte le recul nécessaire en examinant, ne fût-ce que dans leurs très grandes lignes, certains des acquis de la Biologie ?

Le temps n'est plus où il convenait d'établir avec Claude Bernard un plaidoyer pour la médecine expérimentale, de faire avec Pasteur, von Behring, Paul Ehrlich, Koch, Metchnikoff, la preuve que les sciences biologiques influent sur l'évolution de la médecine et le concept de santé publique ! Mais, également dépassées sont les grandes envolées conceptuelles des débuts de ce siècle où l'on pensait que la science seule résoudrait tout, le monde n'ayant qu'à en recueillir les bienfaits, se projetant sur un horizon d'où seraient définitivement bannies toutes les maladies. Nous sommes revenus, tant du concept de la Médecine omniprésente, omnipotente - vaste confrérie de grands initiés regardant un Louis Pasteur comme « braconnant sur un domaine réservé », selon l'expression de Pasteur Valéry Radot - comme nous avons abandonné l'illusion du « scientisme triomphant », moralisateur, exorciseur de tous les maux ! Peut-être avons-nous moins d'envolée, moins de romantisme, mais sans doute - et sur ce point au moins - plus de sagesse !

---

1. Professeur François Gros, 21 novembre 1985. Rapport présenté à l'occasion du 25e anniversaire du Comité Permanent des Médecins de la Communauté Européenne.

Non seulement nous avons appris, parfois à nos dépens, que le succès n'est pas l'apanage d'un titre ou d'une corporation (l'un et l'autre souvent bousculés et bradés par les aléas socio-économiques), non seulement nous savons que la transposition au plan médical des progrès de la science n'est pas si rapide et si généralisée qu'on pouvait l'espérer, mais surtout de nouvelles pathologies sont là qui demandent chaque fois plus de science, plus de soins, plus de moyens, plus de concertation internationale.

Car, après la révolution thérapeutique, largement initiée dans l'Europe du milieu de ce siècle, et qui a permis de remporter enfin la lutte contre les maladies épidémiques et infectieuses les plus répandues, une première question se pose. Cette lutte est-elle gagnée pour tous ? Pouvons-nous garantir à chacun les soins de santé primaire ? Il y a là, avant tout il est vrai, un problème d'organisation, de générosité et de moyens, plus qu'un problème de connaissance, mais c'est souvent là que réside la barrière la plus difficile. L'Europe ici aura à jouer l'un de ses plus beaux rôles aux côtés de l'O.M.S.

Mais une fois franchi ce cap, aurons-nous pour autant accompli le grand rêve messianique des biologistes du début du siècle ? Certes non, car il faut bien observer que derrière les maladies de l'opulence dans la société de consommation, derrière les comportements à risque (alcoolisme, tabagisme, drogue, violences, accidents) que suscite, à l'Est comme à l'Ouest, notre civilisation industrielle et post-industrielle, subsistent ce que l'on peut appeler les maladies du *terrain*, les maladies *endogènes* et *génétiques*, les maladies *dégénératives* de personnes âgées qui s'accroîssent avec la prolongation de la vie. Le tableau en est trop familier pour qu'on s'y étende. Quelqu'un parlant des personnes âgées a dit : « il faut donner de la vie à leurs jours et non seulement des jours à leur vie ». La phrase résume bien la tâche qui nous attend, comme le changement des concepts en matière de santé publique, et d'acte médical. Je ne sais dans quelle mesure l'adage célèbre de mon regretté collègue Michel Foucault, selon lequel « la santé a remplacé le salut », a toujours la même valeur. Cela dépend précisément de la signification qu'on attribue au mot. Il me semble en tout cas que le mot revêt une résonance plus universelle, et j'en suis heureux, plus européenne, dans la mesure où il s'identifie avec le respect d'une certaine forme de culture à laquelle les pays de la communauté sont particulièrement attachés.

Mais, la question se pose à présent : face à ces pathologies nouvelles, à coup sûr tributs d'autres progrès scientifiques, médicaux et sociaux, face à ces nouvelles conditions d'être voire de mal être et aux exigences nouvelles d'une société qui réclame et réclamera toujours plus, *que disent les sciences de la vie et les autres* ? Quels espoirs fonder ? A quelles illusions s'attendre ? Quelles préoccupations développer, quelle attitude adopter pragmatiquement autant que moralement ? Bien des questions ! Vaste programme ! Aussi bien ai-je conscience de la superficialité de mes propos et tiens à m'en excuser à l'avance.

Qu'il y ait eu une révolution biologique surtout depuis ces 3 dernières décennies, personne ne le nie, même pas ceux qui - c'est leur droit - en contestent l'importance aux plans des retombées médicales et humaines. Non seulement il y a eu une formidable révolution, mais nous nous trouvons en son cœur. Elle continue à s'accomplir sous nos yeux. Tout a commencé en 1952 avec la découverte de la structure physico-chimique du matériel héréditaire, l'ADN. Puis l'histoire de la Biologie moléculaire s'est déroulée à partir de là selon un enchaînement quasi-vertigineux : découverte du code génétique, de la cybernétique héréditaire (c'est-à-dire des gènes régulateurs), élucidation des mécanismes du transfert de l'information, biosynthèse des macromolécules, détermination des premières structures tridimensionnelles des protéines. Tout est allé si vite que vers 1970 nombre de chercheurs pensant que l'« âge d'or » de la Biologie moléculaire était révolu ont abandonné les modèles simplifiés d'études pour se porter vers les neuro-sciences et la chimie du cerveau, ignorant qu'une seconde, voire une troisième, vague de découvertes fondamentales allait suivre. En effet, en 1973 Paul Berg, H. Boyer, S. Cohen découvrent les techniques du génie génétique et c'est le départ d'une nouvelle aventure : la Biologie moléculaire des eucaryotes avec la découverte des gènes « morcelés », la mise en évidence de principes entièrement nouveaux de codage et d'expression du matériel héréditaire. On pensait que le matériel héréditaire était immuable comme le « mètre étalon à Sèvres », et l'on s'aperçoit avec étonnement qu'il est le siège de mouvements, de recombinaisons, de réarrangements incessants, de ce que F. Jacob a appelé « un bricolage permanent ». On découvre que nos chromosomes recèlent des gènes mobiles qui « sautent » d'un chromosome à l'autre. Mais des surprises plus grandes encore attendent les biologistes étudiant les virus du cancer. Un français, D. Stéhélin, travaillant au laboratoire de M. Bishop à Pasadena, observe que même les cellules normales renferment des séquences héréditaires, dites oncogéniques, qui sont extrêmement proches de celles que véhiculent les virus cancérigènes. Il faudra peu de temps pour établir que ces gènes oncogéniques sont présents dans toutes les espèces vivantes au moins chez les cellules nucléées, de la levure à l'homme. Elles y jouent un rôle considérable pour régler la réponse des cellules aux signaux extérieurs pour ajuster leur taux de division aux conditions du milieu, de sorte que, lorsque ces gènes sont le siège de mutations ou de réarrangements chromosomiques, il n'est pas rare que l'état cancéreux s'instaure. Aussi par une démarche récurrente, l'étude des causes et des agents étiologiques viraux fournit l'une des clés explicatives de la division et de la communication cellulaire.

Mais là ne s'arrête point l'avancée fulgurante de la Biologie. Utilisant pour l'essentiel les techniques du génie génétique, des anticorps monoclonaux découverts en 1975 par Milstein et Kohler, l'établissement semi-automatique des séquences chimiques, le fonctionnement des protéines et des peptides par les nouveaux procédés chromatographiques à haute performance, elle s'attaque désormais à des problématiques fort complexes comme : la différenciation somatique des tissus, l'embryogenèse, la morphogenèse tridimensionnelle, l'étude des comportements génétiquement programmés qui sont sous la dépendance des neuropeptides, l'acquisition des variabilités individuelles liées au développement des systèmes H.L.A., et celle de l'immunocompétence liée aux réarrangements chromosomiques des parties constantes et variables des gènes des immunoglobulines.

Si j'ai surtout mis l'emphase sur les progrès de la génétique moléculaire tant ils se sont avérés profonds, ce n'est pas pour oublier les avancées remarquables de l'immunologie cellulaire, de la virologie moléculaire, de la neurobiologie avec la découverte des premières morphines endogènes du cerveau par Hughes et Kosterlitz en 1975, ni celles qui sont liées à l'étude des membranes, des récepteurs... sans parler bien sûr des percées technologiques étonnantes et quelque peu préoccupantes qui sont à mettre à l'actif des chercheurs et médecins travaillant dans le domaine de la procréation artificielle.

En 35 ans, nous voici donc initiés au langage et à la cybernétique des gènes, à la plupart des mécanismes de leur réplication et de leur fonctionnement, à la connaissance des signaux qui règlent les cycles de division, l'assemblage des cellules, la différenciation, la transmission synaptique, l'homéostasie hormonodépendante, certaines formes du comportement, l'acquisition des systèmes de défense naturelle etc.

Mais l'exploration du vivant n'a pas bénéficié des seuls progrès de la Biologie. Comme chacun sait la pharmacologie, la chimie et surtout la physique - singulièrement la résonance magnétique nucléaire - ont forgé des outils nouveaux. Une nouvelle discipline, l'imagerie médicale, a connu notamment un essor prodigieux.

Enfin depuis une dizaine d'années le monde a assisté à l'émergence puis au développement rapide d'une nouvelle forme de technologie avancée issue de l'étude et de l'exploitation du vivant : les Biotechnologies exploitant trois objets biologiques principaux : le gène, l'enzyme et l'anticorps avec une volonté délibérée d'application au secteur médical.

Quelles sont les conséquences de tout ceci sur l'évolution de la médecine ? En toute objectivité elles commencent tout juste à se manifester et c'est d'ailleurs pourquoi une vigilance toute particulière de la communauté s'avère à présent nécessaire.

En tout premier lieu, et cela ne me paraît en rien négligeable, nous assistons à un rapprochement salutaire entre médecins et fondamentalistes, les premiers devenant beaucoup plus au fait des causalités biologiques ou physiologiques générales des maladies, les seconds s'avérant nettement plus disponibles que par le passé aux grandes problématiques médicales, y compris à la pathologie d'organes (exemple : recherches sur les maladies plaquettaires). Peu à peu nous comprendrons donc mieux les facteurs génétiques « environnementaux », sociaux ou mixtes des pathologies auxquelles le monde médical est confronté : ce qui ne sera pas nécessairement assorti d'un gain thérapeutique immédiat, mais, fort probablement, d'une meilleure approche préventive. L'exemple des cancers humains est très clair : en 4 ou 5 ans les mécanismes de survenue ont été considérablement éclairés grâce à la découverte des gènes oncogéniques, ce qui, sans optimisme exagéré, ouvre des perspectives à de nouvelles stratégies diagnostiques et, à plus long terme peut-être, à des stratégies thérapeutiques par l'utilisation des antimessagers.

Ensuite la médecine va bénéficier assez vraisemblablement de certaines avancées fondamentales ou proprement technologiques. Je n'aurai ni le temps ni la fatuité de les évoquer toutes. Je n'évoquerai ici, à titre d'exemple, que certains des aspects, d'ailleurs les plus controversés, qui touchent au génie génétique et à certaines de ses applications.

Si l'on tient à l'essentiel, quels ont été, ou quels seront, les apports du génie génétique à la médecine ? A l'évidence cet apport se conçoit à trois niveaux : - la production de substances pharmacologiquement actives, - le dépistage précoce grâce aux sondes génétiques, - la thérapie par transfert somatique de gènes, ce dernier niveau n'étant pas encore franchi.

S'agissant de la production de molécules douées d'activité biologique, je ne m'étendrai point sur ce que chacun sait déjà : rappelons cependant quelques dates :

- 1973 : première expérience réussie de clonage des gènes par Cohen, Chang, Helling et Boyer.

- 1975 : Méthode de séquençage des gènes de Coulson et Sanger.
- 1976 : Création de Geneentech.
- 1977 : Isolement du gène de l'hormone de croissance humaine.
- 1978 : Production d'insuline humaine par génie génétique.
- 1979 : Goodman et Baxter, Goedel et Seeburg amorcent la production d'hormone de croissance par biosynthèse.
- 1980 : Clonage et expression de l'interféron α par Weissman chez Biogen.
- 1982 : Commercialisation du premier vaccin vétérinaire obtenu par génie génétique.
- 1983 : Clonage et expression de l'Interleukine 2 ; lancement par Eli Lilly de l'Insuline par génie génétique - Production par la SANOFI de l'hormone de croissance humaine obtenue par génie génétique - Clonage du GRF.

J'arrête là cette énumération : aujourd'hui la médecine va pouvoir disposer d'une gamme de produits dont l'obtention était limitée par la précarité des sources biologiques naturelles et par la très faible concentration de ces substances dans le tissu ou la cellule d'origine : qu'il s'agisse d'interféron, de facteur VIII, d'urokinase, d'hormones diverses, de facteurs comme l'érythropoïétine et, bien sûr et surtout, de vaccins, (notamment dirigés contre l'hépatite B, la grippe, et bientôt la rage, la poliomyélite, etc.).

C'est une étape importante ! L'Europe communautaire n'a pas été étrangère à certains de ces succès, mais de graves problèmes économiques se posent dont la discussion est un peu en dehors de notre propos.

N'empêche ! Ces produits seront-ils vendus à des prix accessibles ? Pourra-t-on les débarrasser complètement des contaminants antigéniques mineurs susceptibles de déclencher des syndromes auto-immuns ? Quand les recherches sur la production de vaccins antiparasitaires de première et de seconde génération aboutiront-elles ? Autant de questions qui intéressent l'Europe, ses chercheurs, ses médecins et ses industriels.

S'agissant du diagnostic par l'emploi des sondes génétiques, on se souvient peut-être que celui-ci est désormais rendu possible grâce à l'obtention par clonage de gènes ou d'ADN complémentaires d'ARN messagers. En utilisant les techniques d'hybridation et les cartes dites « de restriction » de chromosomes, on peut repérer des altérations à l'intérieur ou au voisinage de gènes dont certaines mutations sont à l'origine de maladies héréditaires. Ces tests sont déjà pratiqués dans de nombreux pays méditérranéens, dans certains pays membres de la communauté et aux Etats-Unis, pour ce qui concerne les Thalassamies, les Hémophilies A et B, la fragilité du chromosome X. Une sonde moléculaire existe pour le chromosome Y. Elle permet le diagnostic précoce de sexe, dans toutes les maladies graves liées au sexe (mais il est plus simple, et selon certains préférable, de faire un caryotype !). Mais la rapidité des progrès dans ce domaine laisse augurer des perspectives assez proches de diagnostics de certaines maladies comme la Chorée d'Huntington, la dystrophie de Duchenne de Boulogne, etc. Mieux, l'on sait déjà que l'étude par sondes génétiques du polymorphisme des gènes H.L.A. devrait permettre d'établir des prévisions à long terme (que permet d'ailleurs déjà en partie la détermination *directe* des antigènes H.L.A.) concernant des maladies polygéniques telles que, par exemple, le *diabète-insulino-dépendant* de l'enfant. Cette technique permet de dépister *in-utero* les fœtus possédant les marqueurs de la susceptibilité, mais elle ne peut s'appliquer qu'à des familles dans lesquelles il existe déjà un ou des enfants atteints. Les parents peuvent alors être amenés à prendre une décision d'avortement thérapeutique. Surtout cela devrait permettre au médecin, selon J. Dausset, d'appliquer très tôt un traitement immunosuppresseur. D'autres maladies relèvent de la médecine prédictive : la spondyl-arthrite ankylosante, maladie qui immobilise la colonne vertébrale, l'hémochromatose idiopathique, ainsi que plusieurs maladies auto-immunes.

Une première remarque s'impose : il existait déjà d'autres techniques de diagnostic ante- ou post-natal avant l'émergence du génie génétique, mais l'emploi des sondes génétiques devrait élargir le spectre des maladies prévisibles, accroître la sensibilité du test et rendre celui-ci pratiquable plus tôt au cours de la grossesse.

D'une manière générale, les biologistes modernes commencent à définir ce qu'autrefois on appelait le « terrain » en terme de « gènes de susceptibilité » et à connaître précisément ces gènes, leur structure et leur fonction. Il est en principe possible de réaliser une étude assez étendue sur les gènes du futur enfant dès la 7e-8e semaine de gestation. Dès la naissance, et au cours de toute la vie, on peut étudier les gènes ou leurs produits. Certes le conseil génétique débouche sur un diagnostic ouvrant aux parents, avant la 12e semaine, la possibilité de recourir à l'interruption volontaire de grossesse mais il s'attache à ces pratiques diagnostiques toute une série de problèmes éthiques :

• Risque de *divulgation* d'un secret individuel ou familial (problème qui est davantage lié aux maladies monogéniques puisque chez les autres maladies héréditaires la survenue dépend de bien des facteurs).

La mise en fiches mécaniques ou électroniques des renseignements, si elle est réalisée, demande donc une réglementation très sévère et ne devrait être accessible qu'aux médecins généticiens.

• Un deuxième risque est l'*anxiété* qui s'empare de la personne avertie et de son entourage surtout pour des maladies à évolution lente.

• Au plan social, le risque d'une politique d'orientation eugénique conduisant à des sélections professionnelles n'est pas négligeable. Au fond, tous ces risques, quelle qu'en soit l'intensité, ne devraient être courus que pour les affections pour lesquelles il existe les moyens *réels* de *prévention* et de *lutte*. Ceci n'épuise en aucune façon les problèmes d'éthique. De nombreux comités s'en préoccupent. De nombreux colloques ont eu lieu. En France, le dernier en date : « génétique, procréation et droit », qui a revêtu une dimension nationale, s'est tenu en janvier 85. Il fut suivi d'un colloque international de bioéthique, à Rambouillet. Bien d'autres réunions ont eu lieu en Europe. Il est nécessaire que des personnes de nombreux horizons se rencontrent pour discuter des avantages et inconvénients respectifs de la mise en pratique d'une médecine préventive et prédictive des maladies héréditaires. La communauté européenne, notamment sous l'impulsion de la DG XII s'occupe activement du problème des banques de données génétiques à destination des fondamentalistes. Il me semble que le comité permanent des médecins de la CEE devrait être plus directement associé à ces travaux.

Mais il serait inexact d'imaginer que les sondes à ADN ne sont que des outils permettant de déceler des altérations génétiques. Depuis 1980, toute une série de batteries ou de trousses diagnostiques ont été développées qui permettent la détection des maladies intestinales ou vénériennes. Des tests sont déjà disponibles contre la mononucléose, le cytomégalovirus et l'herpès, d'autres le seront d'ici peu contre l'hépatite B, les papillomes du col de l'utérus, les chlamydia... etc.

Toutes ces « munitions magiques » ne vont sans doute pas, à proche ou moyen terme, pulvériser les maladies mythiques de nos civilisations - cancer, thrombose, arthrose... etc., mais elles vont permettre d'en explorer avec plus de rigueur les *mécanismes*.

J'en arrive à ce que j'ai appelé le 3e niveau d'intervention du génie génétique sur le front de la médecine. Celui de la génothérapie, la thérapie par transfert de gènes, visant à corriger des déficiences d'origine héréditaire. Il n'est évidemment pas question de transgénose germinale au sens où on l'a pratiqué chez l'animal de laboratoire. Dans ce genre d'expérience, on s'en souvient peut-être, des chercheurs, tels que

Palmiter aux Etats-Unis, ont transféré le gène de l'hormone de croissance du rat dans l'ovocyte fécondé de souris puis ont réimplanté l'œuf transformé dans l'utérus de mères adoptives. Les souriceaux qui en ont résulté se sont développés en souris géantes. Depuis lors il semble que ce type d'expérience ait été réalisé dans les espèces ovines et porcines dans le but d'améliorer la qualité de la viande de consommation. Implanter un gène dit normal dans un ovocyte humain fécondé et le transplanter dans le but de compenser, chez une mère hétérozygote, les effets délétères d'un gène muté n'est pas éthiquement admissible pour toute une série de raisons : la première étant que l'œuf humain n'est pas une « chose » livrée à la recherche ou à l'expérimentation mais un « être humain » potentiel ayant droit au respect.

En revanche, ce type de problème semble ne pas devoir se poser si le transfert du gène correcteur s'effectue dans les cellules *somatiques* d'un individu malade, par exemple à la faveur d'une implantation médullaire. Le problème est plutôt ici que l'on connait mal les règles qui régissent l'intégration d'un gène étranger dans les chromosomes et tant qu'on ne pourra diriger celle-ci avec précision, il s'agira d'une intervention sinon dangereuse du moins qui risque de s'avérer inutile.

La révolution thérapeutique à la naissance de laquelle nous assistons peut être (encore n'ai-je point parlé des nouvelles techniques de procréation artificielle) présuppose des recherches et des progrès technologiques, le recours à des moyens nouveaux d'investigation et de traitement, c'est-à-dire, au total, à une expansion des investissements dans la pratique médicale et, du moins au début, une augmentation des coûts de la santé publique. Il va se poser là, et singulièrement à la CEE, déjà handicapée par le poids des budgets sociaux, des problèmes difficiles de choix, tant pour les sociétés que pour les gouvernements des états.

Le problème est que l'un des devoirs fondamentaux des médecins est de donner des soins conformes aux données actuelles de la science sans faire perdre une chance de guérison et de survie. La solution passe-t-elle par une participation des malades aux dépenses de santé, le recours volontaire à des assurances complémentaires ? Le problème est aussi que 50 % des dépenses sont encourues par seulement 4 à 5 % des malades, lesquels sont des chroniques ou des personnes âgées !

Il n'y a évidemment pas de solution miracle à toutes ces questions, mais il me semble que deux écueils sont à éviter :

1. Le tarissement du recrutement des médecins *non* scientifiques : tarissement qui commence à devenir manifeste dans certains pays (notamment en Grande-Bretagne) et qui risque d'être une vraie menace

pour le développement de la recherche clinique. Il faut donc éviter une « scientificité exagérée » de la médecine qui conduirait à une vision trop idéaliste et probablement inexacte des politiques de santé publique.

2. A l'inverse, il faut qu'une information scientifique objective circule mieux à travers la tétrade : médecins-chercheurs-patients-décideurs, sinon l'écueil serait le creusement d'un fossé très difficile à combler entre la médecine et la biologie, ce qui déconnecterait la première des progrès conceptuels et techniques et la seconde des réalités.

Le comité permanent des médecins de la C.E.E. doit jouer, en tout ceci, un rôle prépondérant, en veillant précisément au bon équilibre entre ces deux tendances et en réfléchissant aux solutions les plus humaines et les plus efficaces. La dimension géographique autant que morale qui lui est impartie doit lui permettre de remplir ce rôle.

Les réponses de l'éthique médicale aux inquiétudes suscitées par les progrès techniques et la volonté de maîtrise des coûts[1]

Y a-t-il une morale médicale ?

Voilà deux questions d'une grande actualité, dont on peut dire d'abord qu'elles embarrassent tout le monde.

Dans les pays anglo-saxons on répond à cette difficulté par les Comités d'éthique, qui donnent des avis sur chaque cas particulier, - et nous avons commencé d'imiter cette manière de faire.

Dans les pays latins, on a besoin de rédiger des lois, et des règles de déontologie. Pour le sujet dont nous allons parler nous n'y sommes pas encore parvenus. Les difficultés ne proviennent pas seulement du caractère inédit des progrès techniques qui nous prennent au dépourvu, mais aussi, il faut le remarquer, de l'évolution des idées au sujet de la morale. Jamais à ce point l'opinion n'avait remis en cause les fondements de la morale. Schopenhauer l'a dit, « il est plus facile de prêcher la morale que de la fonder ».

La morale n'est pas immuable. La dissection des cadavres était péché mortel jusqu'au XIVe siècle. La biopsie cérébrale s'est d'abord heurtée à une objection de principe : on ne touche pas au cerveau, organe sacré. Puis on ne porta plus cette interdiction absolue, parce que la technique s'était affinée et que dans certains cas cette biopsie éclaire utilement un diagnostic.

On trouverait bien d'autres exemples. Une technique osée scandalise au premier abord. Puis les données plus précises, qui viennent des résultats obtenus par des pionniers audacieux (ou peut-être sans

1. Discours du Professeur Villey, Président du Conseil national de l'Ordre français et du Collège international des Ordres, prononcé à l'occasion du 25e anniversaire du Comité permanent des Médecins de la Communauté européenne, le 21 novembre 1985.

scrupules), apportent une vision plus claire des indications et des limites. Et ce qui était interdit peut passer dans les habitudes. Le progrès scientifique lui-même vient dissiper les appréhensions initiales.

⁂

J'emploierai indifféremment le mot éthique et le mot morale parce que je pense qu'ils ont le même sens, éthique grec un peu plus philosophique, morale latin un peu plus pragmatique. L'un et l'autre proviennent d'une racine qui évoque les mœurs. On peut remarquer que certaines conceptions présentes de la morale rejoignent cette étymologie.

Nous nous souviendrons surtout de l'admirable définition que Kant donnait de la morale : *les lois de la liberté*. Parler de morale ou d'éthique, c'est d'affirmer qu'il y a un bien et qu'il y a un mal, que l'homme est libre, partiellement sans doute mais tout de même libre, de choisir sa conduite en fonction du bien et du mal.

⁂

La morale médicale que nous connaissons contient trois parties :

1. *Les devoirs des médecins envers les malades* : la compétence professionnelle, le dévouement, la vigilance, la loyauté, la discrétion, la disponibilité.

2. *Les devoirs collectifs du corps médical*, chargé d'un service public : participation des médecins aux actions sanitaires ; bonne organisation des urgences et des gardes ; et aussi responsabilités économiques.

3. Et ce que l'on peut appeler la *morale de la médecine* : la médecine n'a pas tous les droits, elle ne peut tout se permettre.

Le but de la médecine est de guérir les malades, de les soulager de leurs souffrances et de protéger la santé. Elle ne peut sans discussion être utilisée à d'autres fins.

Quelle est la substance de cette « morale de la médecine » ? le respect de la vie, le respect de la personne humaine, la non-discrimination entre les malades. Et aussi, du moins pour les pays libres, la liberté du malade, et l'indépendance du médecin dans ses décisions. Enfin ce que l'Association Médicale Mondiale proposait en 1948 dans le Serment de Genève en paraphrasant Hippocrate : « Même sous la menace je n'admettrai pas de faire usage de mes connaissances médicales contre les lois de l'humanité ». Entre cette morale de la médecine et les déclarations des Droits de l'Homme la concordance est très grande.

Jusqu'à présent la morale s'exprimait à l'impératif, alors que la science parle à l'indicatif, comme disait Henri Poincaré, qui ajoutait qu'ainsi jamais la science ne pourrait sécréter des règles de morale.

Mais aujourd'hui la morale est en crise, et l'on remet en cause précisément son langage impératif. Nos contemporains n'aiment plus qu'on leur parle de commandements et d'interdits. Nous assistons à une crise d'adolescence de la conscience humaine.

Notre société est cependant imprégnée de philosophie judéo-chrétienne. Ceux-là même qui n'ont ou ne croient avoir aucune foi religieuse, ainsi que l'observait Jankélévitch, portent comme tout le monde des jugements de valeur alors même qu'ils voudraient penser « par delà le bien et le mal ». Le Décalogue et les Evangiles continuent de gouverner encore, dans le tréfonds, nos concepts moraux.

Mais on affiche d'autres manières de considérer la morale. Ce sont autant de théories de la morale :

- La théorie de la *morale naturelle*, de l'instinct qui nous dit où est le bien, où est le mal. C'est une sorte d'esthétique : la lâcheté, la cruauté, l'égoïsme sont laids.

- La théorie *politique* de la morale : les règles morales seraient fabriquées par les sociétés, lucides ou cyniques, pour leur stabilité et leur survivance.

- La théorie *sociologique*, très en faveur à l'époque actuelle. La morale serait un « ensemble de valeurs règnant dans une société donnée à un moment donné », émanation du comportement des gens. Un consensus, ce que le plus grand nombre désire et exprime. La morale devrait suivre l'évolution des mœurs, s'aligner sur les mœurs et ne plus prétendre les régenter.

- Enfin, au nom de la liberté de penser, certains ne reconnaissent plus que des *morales individuelles*. Jacques Monod concluait son Hasard et sa Nécessité par : « L'homme sait maintenant qu'il est seul... son devoir n'est écrit nulle part. A lui de choisir ». Et plus récemment nous entendions dire : « Personne ne saurait décider a priori ce qui est bon ou mauvais pour son voisin ». Ainsi parvient-on à nier la morale, à ne plus considérer que la quête du bonheur, que l'on confond de façon flagrante avec le plaisir.

***

Dans ce pluralisme philosophique, *que devient la morale professionnelle des médecins* ? Eh bien, on entend dire aussi « Pas de morale médicale officielle ! ». L'éthique traditionnelle est remise en question, on parle de « nouvelle éthique ». Et les éthiques médicales proposées sont très disparates.

- L'éthique des *Droits de l'Homme* est celle qui regarde les déclarations des droits non plus comme l'*expression* d'une morale ainsi que nous le pensions, mais comme le fondement d'une morale. C'est la religion des droits de l'homme.

Cela ne bouleverse en rien notre déontologie, parce que les devoirs des médecins coïncident en fait avec les droits des malades. Seulement les droits de l'homme ne couvrent pas toute la morale médicale. Et l'on peut craindre en outre que la notion de Droits de l'Homme risque de perdre quelque chose de sa pureté dans l'avalanche des droits catégoriels et sectoriels qui sont venus l'environner, la submerger, la dénaturer, et qui représentent la forme moderne de la revendication, de la créance sur la société ou sur l'Etat-providence. Le droit à la santé, le droit à la procréation, les droits contradictoires de chaque catégorie de citoyens, appellent bien des réserves.

- On propose ailleurs une *éthique communautaire*, qui fait passer la collectivité avant les individus.
- La théorie d'une *éthique totalitaire* a été mise en formules par les médecins nazis au procès de Nüremberg : « l'Etat décide pour le médecin de la question à résoudre », « le médecin est un instrument aux mains de l'Etat, il reçoit l'ordre comme l'officier... ».
- Certains médecins sont tentés par *l'éthique scientiste*, éthique de la connaissance ou religion du progrès. Elle conduit naturellement à admettre que tout ce qui est possible est permis.
- D'autres ont la religion de l'information, qui engendre une *éthique de la transparence*. La pensée de Gide et surtout son talent l'ont encouragée : la seule chose importante est de tout dire, et de tout montrer.
- Enfin, on voit parer du nom d'éthique une théorie *hédoniste* de l'irresponsabilité freudienne et du confort réunis, prête à admettre l'avortement si le sexe de l'enfant n'est pas celui qu'on désirait, à admettre l'euthanasie des vieillards, l'aide au suicide et peut-être l'inceste...

Voilà le chaos philosophique dans lequel nous sommes. Et pendant ce temps la science avance à pas de géant. Et nous nous demandons au seuil du 3e millénaire, tout comme on le fit au XIIIe siècle, si la science et les techniques règleront son compte à la morale et, dans notre domaine comme pour la physique de l'atome, si notre civilisation se détruira par ses conquêtes.

Claude Imbert, qui se dit athée, dans son remarquable « Ce que je crois » note : « Nos vieilles boussoles s'affolent et nous n'en avons point de nouvelles ».

Je prie qu'on me pardonne cette longue digression sur la morale. Nous médecins ne sommes en philosophie que des amateurs. Par notre profession de décision et d'action nous sommes toujours « au pied du mur », nous sommes pragmatiques et concrets. Notre déontologie doit combiner des principes de morale et des données techniques, car une intervention chirurgicale n'est moralement légitime que si l'indication en a été bien posée. Nos responsabilités ne nous permettent pas de nous attarder trop longtemps dans les idées générales. De même qu'il nous faut quelquefois traiter un malade avant que le diagnostic soit tout à fait certain, nous ne pouvons échapper à l'obligation d'adapter ou de compléter nos règles déontologiques quand les circonstances le demandent.

Pour ce faire, nous ne mettons pas en doute qu'il y ait un bien et un mal, et pour nos conduites professionnelles de bonnes et de mauvaises voies. A partir de l'expérience de notre métier, et sans nous encombrer de dialectique nous raisonnons concrètement. Il nous suffit de faire quelques hypothèses : un médecin a-t-il le droit d'inoculer une maladie pour faire des expériences ? de maintenir sans traitement un lot de noirs syphilitiques pour retrouver la marche spontanée de la syphilis ? de prêter le concours de ses connaissances à la torture ? d'implanter des mebryons humains dans des utérus d'animaux ? d'encourager un trafic de fœtus ou d'enfants ?

C'est le bon sens qui nous dit que la morale a son mot à dire en médecine.

Les questions

Je viens maintenant aux deux questions posées.

La première - les progrès techniques - désigne surtout pour le moment certaines méthodes de fécondation artificielle qui ont fait leur apparition depuis la constitution des banques de sperme ou CECOS. On en a beaucoup entendu parler : insémination artificielle avec donneur, insémination après la mort du géniteur, insémination des célibataires, prélèvements d'ovules, insémination in vitro, congélation des embryons, banque d'embryons, prêts d'utérus. Je ne décrirai pas le détail de ces techniques, connues de tous ici.

Deux remarques seulement pour le moment.

Ces techniques font sortir la médecine de sa mission curatrice. Il ne s'agit plus de guérir une maladie, mais de fabriquer un enfant.

En second lieu, l'enseignement du passé est plutôt réconfortant. Souvenons-nous de la *psycho-chirurgie*, d'abord regardée comme impie (on ne touche pas au cerveau), pratiquée cependant par des audacieux, pour aboutir à des données de fait précises permettant d'en circonscrire les indications. La *réanimation médicale moderne*, et les quelques excès dans l'acharnement thérapeutique qu'elle a pu encourager, ont conduit à prendre davantage en considération la qualité de la vie, et permis de comprendre que le respect de la vie n'était pas la prolongation de la vie à tout prix.

Pour légaliser les *greffes d'organes* on a été amené à modifier de façon pertinente la définition de la mort. La morale a fixé des bornes à l'*expérimentation thérapeutique* sur l'homme : elle a exigé, outre la rigueur scientifique dans les essais, que ceux-ci présentent un intérêt direct pour les malades choisis, et que les sujets soient librement consentants.

Le temps et la réflexion font quelquefois bien les choses.

***

La deuxième question, c'est le coût des soins.

Jadis les soins médicaux furent trop longtemps hors d'atteinte pour beaucoup de particuliers et de familles. La Sécurité Sociale, heureusement, est venue. Mais nous arrivons au point où les soins sont trop chers maintenant pour la collectivité. Les dépenses de santé dépassent les possibilités des Etats. Les médecins ne peuvent être insensibles à cette situation. Chaque médecin doit contribuer à réduire les dépenses, mais ce n'est pas suffisant, et les pouvoirs publics sont contraints de prendre des mesures. Plusieurs de ces mesures sont en cours d'exécution : réduction des honoraires médicaux, réduction de la capacité d'accueil des hôpitaux, budgets limités autoritairement.

Vous savez que même on a cherché à réduire le nombre des visites à domicile parce que la consultation coûte moins cher, et qu'on a proposé de subordonner l'augmentation des tarifs médicaux à la diminution du nombre des actes.

Il est naturel que nous soyons soucieux que les mesures budgétaires n'altèrent pas la qualité des soins.

Les réponses

Tentons de répondre. A la première question d'abord, relative aux fécondations artificielles.

La morale traditionnelle ne peut guère nous venir en aide : elle n'avait pas prévu ce qui se passe. Qui forgera, pour ce chapitre inédit de la déontologie, les règles adéquates ? Est-ce l'Etat, en faisant des lois ? sont-ce les particuliers demandeurs, ou l'opinion publique ? sont-ce les médecins ?

Le Comité Consultatif National d'Ethique, que préside M. Jean Bernard, a donné plusieurs avis, d'une grande sagesse, sans dissimuler la difficulté du sujet. Et il a commencé à consulter l'opinion publique, entreprise qui ne paraît pas de tout repos parce que l'opinion peut être exagérément sensibilisée par un drame ou par un succès.

La tâche principale du Comité National d'Ethique est de nous éclairer, en même temps que les pouvoirs publics, sur l'éthique de la *recherche scientifique*. Nous médecins avons à nous prononcer sur *l'exercice de la médecine*, et à compléter notre Code de déontologie qui doit servir de guide.

Les médecins doivent-ils accepter de pratiquer toutes les techniques qui maintenant sont possibles ?

Observons d'abord, comme les juristes le font, que la voie dans laquelle se sont engagés savants et techniciens ne peut manquer d'avoir d'importantes répercussions sur notre conception de la *famille*, sur son statut dans la société, et qu'elle apporte un peu d'eau au moulin de l'*eugénique*. Le Comité d'Ethique n'a pas omis de le signaler. Nous ne pouvons pas ne pas tenir compte de ces perspectives.

Il ne me semble pas, cependant, qu'on puisse dire des fécondations avec donneur, des fécondations in vitro, des prélèvements d'ovules, des prêts d'utérus, que toutes ces techniques sont en bloc et par principe *immorales*. L'idée qu'il s'agit de procédés « contre nature » a peu de valeur. Car que fait la médecine qui ne soit contre la nature ? La médecine se bat tous les jours contre des processus naturels. Quant à la morale traditionnelle, elle ne nous donne pas d'avis, sinon qu'elle nous rappelle la notion chrétienne de l'infinie valeur de la personne humaine.

Nous pouvons néanmoins faire observer que certains projets ont quelque chose d'*odieux* (le trafic d'argent, le commerce des embryons), et que d'autres nous semblent actuellement *déraisonnables* (comme la conception d'un enfant qui aura deux mères, d'un enfant d'emblée orphelin de père, d'un enfant dont on sait d'avance qu'il ne bénéficiera pas d'un foyer normal).

Les techniques nouvelles ne sont pas immorales en soi, mais *l'application peut en être immorale*, elles peuvent même conduire à des *aberrations* : maîtrise de la paternité par ligature des déférents et dépôt de sperme à la banque, banque d'embryons congelés dans laquelle on puisera au moment choisi par les parents, conservation au congélateur d'un double de l'enfant pour une éventuelle transplantation d'organe, inceste biologique, etc. les romanciers peuvent donner libre cours à leur imagination..

Je pense que pour porter un jugement sur l'utilisation des techniques de fécondation artificielle il convient d'examiner pour chaque cas le but poursuivi, les moyens employés, les conséquences prévisibles.

- *Le but poursuivi*

La morale médicale s'en est toujours préoccupée. On peut porter le fer sur le péritoine de son prochain pour le guérir, mais pas pour s'amuser. Nous concevons que le prélèvement d'organes ou de tissus fœtaux (sur des fœtus morts) soit acceptable pour sauver des malades, et soit inadmissible pour un usage industriel.

Les fécondations artificielles sont décidées pour répondre à la demande d'un couple stérile. Si elles l'étaient par simple curiosité elles devraient être condamnées. Et même, la revendication d'un « droit à la procréation » nous paraît très discutable. La demande d'enfant n'a pas une pleine valeur si elle ressemble à un caprice, si l'enfant n'est qu'un objet de désir, si les futurs parents sont par trop névrosés. Le médecin est obligé de porter un jugement, d'apprécier comme on dit les « motivations » de la demande.

Certains s'indigneront peut-être de ce « pouvoir médical » indiscret, et invoqueront la liberté individuelle. Mais le médecin qui exécutera la fécondation en a toute la responsabilité. Il n'est pas un exécutant de n'importe quoi.

- *Les moyens mis en œuvre*

Inutile d'insister, je pense, sur le fait que pour toute procréation artificielle la compétence, la prudence, la rigueur technique sont particulièrement exigibles.

Le recours au prêt d'utérus soulève de nombreuses objections. L'enfant aura deux mères, l'une qui s'oblige à l'abandon, l'autre qui achète un enfant. Même si l'on peut présenter la chose comme une « adoption améliorée » elle appelle les plus grandes réserves. On sait qu'elle a été déconseillée par le Comité National d'Ethique. Certes il s'agit d'une solution tentante pour certains couples stériles ; puisque l'enfant sera partiellement leur enfant, et que les risques leurs paraissent moindres que ceux d'une adoption classique. Mais l'adoption classique est toute différente, parce que l'enfant existe.

- *Les conséquences prévisibles*

Le médecin qui pratique des fécondations artificielles n'est pas seulement responsable d'un acte technique, mais de la venue au monde d'un enfant. Il n'est pas possible qu'il soit indifférent au sort de cet enfant. Le médecin n'a pas pour seuls patients le couple qui lui demande d'intervenir, il a une responsabilité vis-à-vis de l'enfant qu'il contribue à créer. On ne peut approuver qu'il fasse naître délibérement un enfant sans père en inséminant une veuve ou une célibataire, un enfant qui n'aura pas un foyer véritable. Il y a certes, quand le hasard préside aux naissances, bien des enfants malheureux. Ce n'est pourtant pas le rôle du médecin que de provoquer de sang-froid le malheur d'un être.

Tous ces scrupules sont à ce point justifiés que les CECOS ont vite perçu à la lumière de leur expérience l'obligation dans laquelle ils étaient de s'imposer des règles et des limites. Ils se sentent responsables des conséquences de leurs interventions.

Non seulement ils s'imposent une grande rigueur dans les techniques, mais ils ont précisé dans notre pays qu'ils n'acceptaient que des donneurs mariés et déjà pères, qu'ils exigeaient le consentement du donneur et de son épouse, que le don de sperme était gratuit, qu'ils garantissaient l'anonymat du donneur. Ils n'acceptent de faire une fécondation artificielle que pour un couple stable. Malgré la décision d'un tribunal présente dans toutes nos mémoires, les CECOS ne pratiquent pas l'insémination post-mortem.

En 1979 le Conseil de l'Europe avait rédigé une recommandation qui s'inspirait des mêmes principes.

Le moment semble venu d'établir des règles plus officielles.

Il faudra bien un jour légiférer, sous la triple pression de la nécessité juridique concernant la filiation et le statut de la famille, de la demande des praticiens spécialisés qui voudraient être protégés, et d'une certaine opinion qui revendique un « droit à l'enfant ». Ce ne sera certainement pas facile.

Il nous faut dès maintenant des règles déontologiques à l'usage des médecins. Nous allons y venir dans un instant.

Je ne dirai qu'un mot de quelques autres techniques.

Le diagnostic prénatal. Ici la discussion d'ordre éthique vient du fait qu'il ne sera pas humainement possible de refuser l'avortement si l'examen montre une anomalie de l'enfant. Compte tenu de notre législation le médecin, qui peut toujours se refuser à faire lui-même l'avortement en invoquant la « clause de conscience », ne saurait être le seul juge.

La décision appartient à la mère, ou mieux encore au couple (et non à la société). Le médecin leur donne son avis. En cas de malformation grave et à l'opposé en cas d'anomalie mineure ou d'affection curable, la situation est relativement simple. En cas d'anomalie de gravité moyenne elle est beaucoup plus délicate. Je crois que le médecin doit respecter la volonté des parents, de la même façon qu'il est obligé de s'incliner lorsqu'une mère refuse la césarienne qui sauverait son enfant, ou lorsqu'une mère refuse un traitement in utero qu'on lui conseille.

On a vu, dans des discussions sur le diagnostic prénatal, émettre des idées aberrantes, laissant percer ce que pourrait être une eugénique économique. La mère, disait-on, n'a pas le droit de refuser l'avortement si son examen montre une grave anomalie fœtale, parce que l'enfant malformé coûterait cher à la Société !

Devant le Comité National d'Ethique, le Président de la République avait défini le diagnostic prénatal « un fantastique outil pour la médecine préventive, mais une terrible connaissance si elle va plus vite que la capacité à soigner ». A juste titre on recommande aux médecins de ne pas faire du diagnostic prénatal un usage inconsidéré, par curiosité ou pour des motifs futiles ; de n'annoncer une anomalie fœtale que si l'on en est absolument certain ; de le faire avec d'infinies précautions ; de laisser libres les parents de demander l'interruption de la grossesse.

Nous avons parlé déjà de *l'utilisation de tissus fœtaux*, moralement acceptable comme un autre prélèvement d'organe dans un but thérapeutique. Mais il serait inadmissible de programmer des grossesses avec IVG pour cet usage. Inadmissible aussi de faire des prélèvements sur un fœtus vivant, ou de maintenir artificiellement un fœtus en vie pour la commodité des opérations.

Il est sans doute trop tôt pour se prononcer sur les *manipulations génétiques* qui n'en sont qu'aux premiers balbutiements. Peut-être un jour permettront-elles de faire disparaître quelques maladies génétiques. Elles pourraient aussi aboutir à des monstres.

***

Sur les responsabilités économiques des médecins et la maîtrise des coûts maintenant : chacun de nous sent l'importance de l'enjeu, il sait que la qualité de la médecine souffrira si les budgets ne sont pas maîtrisés. Au nom même de notre Ethique professionnelle tous les médecins ont le devoir de se préoccuper des dépenses privées et publiques qu'ils engagent. Et nous ne pouvons qu'approuver les efforts mis en œuvre en vue d'une rigueur qui s'impose.

Mais si certaines économies sont à faire d'urgence sur des soins inutiles et certains soins de luxe, pourquoi ne pas en chercher aussi dans les dépenses de gestion ? La bureaucratie hospitalière a connu une expansion étonnante, certes pour le bien mais à grands frais. Les mesures d'économie pourraient commencer par un effort de simplification de beaucoup de choses.

Ensuite, la politique générale de Sécurité Sociale, dont on discute beaucoup actuellement, est de la plus grande importance. Il n'est pas indispensable que la solidarité nationale prenne tout en charge à 100 %, je crois que presque tout le monde en est conscient, et que l'on discute surtout des modalités d'une réforme qui sera nécessaire.

Les mesures envisagées ou en cours d'application pour diminuer le coût des soins méritent enfin toute notre attention parce qu'elles pourraient dans certains cas placer les médecins dans une impasse tragique. Le médecin doit à chacun de ses malades les soins que requiert leur état. Son devoir est de protester si les mesures d'économie ne permettent plus des soins de qualité.

Le budget global imposé dans les hôpitaux appelle par conséquent des réserves et demande de la souplesse. Nous avons des questions à poser. Que pourra faire un médecin hospitalier privé d'un moyen de traitement qu'il juge indispensable, pour la raison que le budget prévisionnel, « l'enveloppe », ne l'aura pas prévu ? Comment accepterions-nous de prendre du retard dans la mise en application des progrès de la médecine, encore indiscernables au moment de la répartition des crédits ?

Dans les conventions entre les Caisses d'assurance-maladie et les médecins, très surveillées par les pouvoirs publics, certaines propositions, heureusement abandonnées ou en voie de l'être, sont surprenantes. Ainsi la guerre qu'on a voulu faire à la visite du médecin chez le malade, en refusant de lui accorder des tarifs convenables et en prêchant pour sa disparition (déjà acquise dans certains pays), conduit à une médecine inhumaine et nous devons réagir. Il n'y a pas que les vieillards et les impotents pour avoir besoin qu'on aille les voir, on ne peut faire fi du confort des malades. Et les médecins savent bien que lorsqu'ils vont à domicile, il leur arrive certes de regretter de ne pas avoir tout leur appareillage et leur propre confort, mais en revanche ils recueillent beaucoup d'indices très utiles, qu'une consultation au cabinet ne leur aurait pas apportés.

Un système qui propose aux médecins une sorte de prime à la restriction des actes médicaux (les tarifs seront relevés si le nombre des actes a globalement diminué de tant pour cent) n'est pas non plus admissible.

Les médecins ont deux obligations qui paraissent contradictoires et ne le sont pas réellement :

- ne manquer aucune occasion de participer au combat que nous devons mener partout contre les dépenses inutiles ;
- prendre la défense des malades si des mesures imposées les privent de soins nécessaires.

Mais nous ne pouvons éviter d'en être arrivés au stade des *choix dramatiques*. L'Hémodialyse de tous les insuffisants rénaux n'est pas possible. Un pace-maker ne peut être offert à toute personne dont le cœur commence à vieillir. On ne peut faire bénéficier d'échanges plasmatiques ou d'une greffe d'organe tous ceux auxquels cela pourrait faire du bien. Il faut donc faire des choix, écarter les indications déraisonnables, et la prolongation artificielle et douloureuse de fins de vie lamentables ; mais nous refuser à exlure par principe ce qui est coûteux, nous refuser par exemple à ce qu'une limite d'âge bride l'emploi des pace-maker, ou de toute autre technique. Les données cliniques et biologiques, la gravité de l'état du malade, les chances de succès, doivent rester les éléments de la décision. Les données humaines aussi sont à prendre en grande considération. Une saine morale médicale exige qu'un traitement utile et qui peut réussir ne soit pas refusé pour la raison qu'il coûte cher.

Nous avons aussi notre mot à dire sur l'élaboration des choix budgétaires dans nos hôpitaux. Qui doit décider ? L'Administration seule ? C'est impensable et cela n'a jamais été proposé. Les médecins seuls ? Ce n'est plus possible. L'association des deux, médecins et administration, sans nul doute, mais dans des structures de discussion conçues pour une réelle efficacité : ce qui n'est pas le cas des trop grandes assemblées.

Le rôle des médecins dans ces concertations sera dicté par leur *indépendance professionnelle*. Ce sont les besoins des malades et les besoins de la santé qui conduisent l'attitude médicale.

***

CONCLUSION :

En conclusion, la morale médicale est impliquée dans les deux questions dont nous venons de parler. Notre déontologie doit s'exprimer. Le Code de Déontologie est d'ailleurs perpétuellement en voie de remaniement, nous le remettons en chantier dès le lendemain de sa parution.

La maîtrise de la reproduction est un événement considérable des temps modernes. Elle rend possible un indiscutable progrès moral, en permettant une procréation plus consciente, responsable, des enfants bien accueillis, des foyers plus heureux. Mais ce même mouvement peut nous entraîner sur des voies déraisonnables. Le médecin n'est jamais seulement un instrument, qui mettrait ses capacités au service de n'importe quelle demande. Il est responsable de ce qu'il fait, et des conséquences de ses décisions. Il est responsable s'il accepte d'employer une technique à de mauvaises fins.

De même le médecin d'hôpital n'est pas l'instrument aveugle d'une politique hospitalière. Il est le médecin, au plein sens du terme, de chacun des malades qui lui sont confiés. Il manque à son devoir s'il est indifférent au coût des soins qu'il prescrit. Il manque aussi à son devoir s'il n'agit pas pour défendre ses malades lorsqu'on le met dans l'impossibilité de les soigner comme il convient.

La rédaction de nos règles de déontologie mérite peut-être encore une réflexion approfondie. Je me risque à en proposer une première ébauche, un brouillon.

- *Sur les techniques de fécondation artificielle*

1. Le médecin qui pratique une fécondation artificielle avec intervention de donneurs de sperme ou d'ovule, fécondation in vitro, prêt d'utérus, est personnellement responsable de ses actes et de leurs conséquences.
2. Ces interventions ne peuvent être envisagées que pour répondre à la demande d'un couple stérile.
3. Le consentement écrit du couple demandeur doit être recueilli.
4. Le médecin doit apprécier la validité de la demande, et notamment la stabilité du couple, avec le souci de l'avenir de l'enfant.
5. L'intervention doit être conduite avec les précautions techniques et génétiques les plus soigneuses.
6. Le médecin ne peut accepter de se faire complice d'un quelconque trafic d'argent à l'occasion de la fécondation artificielle.

- *Sur les responsabilités économiques des médecins*

L'essentiel est déjà dans nos Codes, par exemple en France :

Article 9 du Code :

Le médecin est libre de ses prescriptions qui seront celles qu'il estime les plus appropriées en la circonstance.

Dans toute la mesure compatible avec l'efficacité des soins, et sans négliger son devoir d'assistance morale, il doit limiter ses prescriptions et ses actes à ce qui est nécessaire.

Article 10 :

Le médecin ne peut aliéner son indépendance professionnelle sous quelque forme que ce soit.

Mais une rédaction plus précise est souhaitable ;

1. Le médecin doit s'interdire les prescriptions inutiles et qui entraîneraient un gaspillage des budgets de santé.

2. Le médecin ne doit pour aucun motif renoncer à donner des soins nécessaires.

Progrès des sciences, coût de la santé, responsabilité médicale [1]

Ce sont bien les préoccupations qui, depuis 25 ans, hantent les débats de notre comité permanent comme de toute réunion médicale.

Depuis les années 50, la médecine vit une évolution jamais connue en raison du progrès des sciences et des techniques. Pratiquement tous les 5 ans, toutes les connaissances sont à renouveler. Pendant cette même période, l'ensemble des citoyens des différents pays ont manifesté leur légitimé volonté d'avoir accès aux soins, à tous les soins que la science permet et que la communauté doit, sous une forme ou sous une autre, mettre au service de chacun.

Face à ces évolutions, nous estimons que la profession médicale a su s'adapter. Nous pensons aussi que notre comité permanent a apporté sa part à cette réussite. Nous le rappelions au début de cette séance, notre organisation n'est pas une académie. A travers elle, les associations nationales (Syndicats, Ordres) s'efforcent de peser sur les décisions des gouvernements et des instances européennes.

Mais, de plus, ce travail en commun, régulier depuis 25 ans, nous a montré que ces problèmes de santé, se traduisant parfois par des confrontations entre médecins, organismes sociaux et responsables politiques, sont les mêmes, strictement de même nature, alors que les contingences, de la vie publique, les difficultés économiques, paraissent différentes entre les divers états-membres.

De telle sorte, que le niveau européen d'analyse et de pensée apporte au débat un peu de sérénité, beaucoup de patience, mais, « puisque c'est partout pareil », un encouragement à l'opiniâtreté pour défendre sans dériver, les valeurs essentielles de notre métier et de sa mission.

---

1. Dr Jacques Monier, Président du Comité permanent des Médecins de la Communauté européenne. Rapport de synthèse de la séance solennelle du 25e anniversaire.

Le corps médical européen a su (depuis 25 ans) prendre ses responsabilités collectives. Notre profession, souvent taxée de corporatisme, est sortie en toutes régions de sa tour d'ivoire. La défense de la formation spécifique du médecin généraliste, la ou plutôt les négociations, dans chaque pays, des modalités du régime de l'assurance-maladie, la mise en place des moyens pour parvenir à une meilleure utilisation des deniers sociaux, toutes ces actions, et bien d'autres, démontrent la volonté de la profession médicale de prendre en main ses responsabilités collectives. Ces actions en effet ont, toujours et partout en Europe, été menées de pair avec la défense de l'outil social, au risque parfois, pour les médecins, d'en subir quelques fâcheuses retombées économiques.

Le corps médical ne peut plus ignorer la société. Il n'y songe guère. La règle du jeu est bien claire en Europe. Mais par contre, et c'est là notre dilemme, la responsabilité individuelle de chaque médecin dans son exercice quotidien ne peut être effacée. Si le cadre social est déterminé, si, comme on l'a dit, « la société est présente dans le colloque singulier », l'indépendance du médecin respectant son éthique professionnelle doit être à tout moment *irréductible.*

Dès 1967, devant cette porte étroite, de plus en plus étroite, entre impératifs sociaux et responsabilité du praticien, la charte adoptée par notre comité permanent précisait : « Tout homme doit être assuré que, quelles que soient par ailleurs les obligations du médecin vis-à-vis de la société, ce qu'il confie à son médecin et à ceux qui l'assistent restera secret. Tout homme doit avoir la garantie que le médecin auquel il fait appel jouit d'une totale indépendance sur le plan moral et dans le domaine technique, et a le libre choix de sa thérapeutique. »

***

Bien avant la création de l'E.N.A. ou de tout organisme européen de formation administrative, Bergson écrivait : « Couramment on vient consulter sur un point difficile des hommes incompétents parce qu'ils sont arrivés à la notoriété pour leur compétence en tout autre domaine. On justifie, dans l'esprit du public, l'idée qu'il existe une faculté générale de connaître les choses sans les avoir étudiées. » Molière avait tenu des propos encore plus féroces.

Mais si l'on se croit plus compétent, l'ironie n'est pas un remède. Il faut prendre la parole, savoir se faire entendre, défendre son dossier face à l'opinion, face aux économistes, aux administratifs, aux comptables. Il faut éclairer les choix qui sont faits en « politique » de santé, en souligner les conséquences. Nous ne sommes pas les représentants des malades, c'est vrai, mais nous sommes au moins des témoins et des experts.

En 1979, sous la présidence du Pr Holst au Danemark, puis plus récemment en 1982, le comité permanent a publié successivement deux documents sur « le coût du système de santé » et « l'économie de la santé : responsabilité sociale, responsabilité individuelle ». Quels sont les thèmes adoptées - à l'unanimité - par les organisations médicales de la C.E.E. ?

1. Les médecins (en tant que médecins, pas en tant que citoyens) n'ont pas à prendre des responsabilités qui sont du domaine des politiques en matière de santé, qu'il s'agisse du budget, des cotisations ou de la dimension de la couverture sociale.
2. Mais la profession médicale estime devoir être consultée en tant qu'expert avant que les décisions ne soient prises.
3. La profession médicale accepte d'assumer ses responsabilités pour garantir le meilleur emploi des ressources de l'assurance-maladie et du budget affecté à la santé.
4. Mais la profession médicale entend faire connaître son appréciation sur la conséquence des choix des politiques, ainsi que sur les mesures décidées pour une bonne utilisation des ressources.

Notre deuxième document serre de plus près les conséquences actuelles de la crise. Comme l'ont à nouveau démontré les exposés de Mme Sandier et du Pr Gros, le rythme d'évolution des dépenses de santé n'a *aucune raison* d'être le même que celui du PIB de chaque pays. Les responsables des états ont bien souvent tendance à bloquer le niveau des dépenses en diminuant l'offre, c'est-à-dire en freinant les investissements. Cette attitude a pour conséquence d'interdire l'application des techniques nouvelles, ou même la diffusion des techniques récentes, qu'il s'agisse du secteur public ou du secteur privé. A terme, une telle politique interdira l'accession pour quiconque aux soins les plus efficaces. C'est porter atteinte au droit de l'homme à la santé et à la vie.

Notre analyse a été la suivante : le progrès des techniques continuera, seule sa rapidité d'évolution peut être discutée. Plutôt que de nuire à sa réalisation, il serait plus raisonnable d'envisager un appel plus conséquent à la responsabilité des ménages (en tout cas pour la partie aisée de la population). Si les cotisations sociales obligatoires ont atteint leur plafond supportable, que la responsabilité des ménages le soit sous forme de participation plus grande ou de cotisation volontaire.

Cependant, aucune de nos organisations nationales n'a remis en cause la parité devant la maladie, l'accès aux soins pour tous. Si des solutions nouvelles doivent être trouvées sur le plan financier, elles ne doivent pas provoquer un éclatement du régime de l'assurance-maladie. Le corps médical ne saurait participer à une détérioration progressive de la couverture sociale. En période de crise, la tentation est grande de se laisser tirer en arrière. Dans le cadre de la C.E.E., il ne semble pas qu'une telle évolution soit plausible et durable. Certes, c'est une erreur politique que de croire toujours vrai ce qui ne l'est plus. Mais c'est une faute, encore plus grave, que de croire dépassée une vérité qui demeure.

*
**

Pour ma part, je suis convaincu que l'organisation de la santé et sa protection sociale sont un des problèmes majeurs de notre société. Si la crise rend ces problèmes plus aigus, elle ne les crée pas. Nous ne sommes pas cause, mais symptôme.

L'important est de savoir : à quoi sert la médecine ? Sommes-nous des ambulanciers, voire des guérisseurs, destinés à réparer nos semblables avec ou sans prothèse, pour les remettre dans les circuits de production et de consommation ? Dans cette hypothèse, qui peut, qui doit profiter des progrès des sciences médicales ? Jusqu'à quel âge ? Dans quelles conditions ?

Je me souviens, c'était en 1964, le Pr Péquignot nous démontrait que tout peut être considéré comme pathologique, à partir du moment où un incident ne correspond plus à l'épanouissement d'un individu. Cette école de pensée était considérée humaniste, chaleureuse, mais utopiste dans une société de productivité. Aujourd'hui, on nous explique que le développement de la personnalité de chacun, son esprit d'initiative personnelle, est un profit-plus pour cette productivité !!

Je sais aussi que plaider pour la médecine, pour l'accès aux soins pour tous paraît déphasé en ces temps de rigueur. Oui, mais, de toute façon, des choix sont à faire, les différents secteurs d'activité sont en concurrence. Si nous, médecins, nous ne plaidons pas le dossier que nous connaissons, qui le fera ?

Si nous laissons la société s'égarer dans ses phantasmes, nous serons responsables de ses erreurs. Comme les générations précédentes d'universitaires sont en partie responsables du marasme actuel de l'enseignement.

En défendant contre vents et marées le progrès technique, nous ne défendons pas le présent, mais l'avenir. Si des investissements sont refusés ou rendus impossibles aujourd'hui, ce sont les malades de demain qui ne pourront pas en bénéficier.

L'opinion publique est sensible aux problèmes de santé... Lorsqu'ils sont spectaculaires. Personne ne discutera du coût d'une ambulance et de son cortège de gendarmes pour une urgence peut-être désespérée, ni du ballet d'hélicoptères portant secours aux survivants d'une catastrophe. Tout le monde se réjouira demain, quel que soit son coût, si l'on trouve le traitement du SIDA. Mais le quotidien ? Peut-on demander à l'opinion de se mobiliser pour telle ou telle technique d'investigation, telle méthode de thérapeutique, je dirai journalière, et d'en accepter le financement nécessaire à leur application et à leur diffusion ? La réponse est *non*. Alors, qui jouera ce rôle, si ce ne sont les médecins ?

Pour réaliser cela, l'Europe est un bon terrain, une bonne tribune. La communauté européenne nous éloigne du débat politique partisan. On y trouve tous les atouts, tous les ingrédients : une bonne protection sociale, une médecine de qualité et aucun exemple à suivre... Ni à l'Est, ni à l'Ouest.

Au cours d'un exposé récent sur les droits de l'homme, M. Badinter, Garde des Sceaux, citait un philosophe : « L'homme est une invention dont l'archéologie de notre pensée montre aisément la date récente. » M. Badinter continuait : « Faisons tout pour que son épopée se perpétue. » Pour finir sur un rêve, nous ajouterons : et pour que l'on fasse de « chaque femme, de chaque homme, le plus irremplaçable des êtres ».

Comité Permanent des Médecins de la Communauté Européenne

Rapport de la Présidence à l'assemblée plénière [1]

Alors que nous arrivons au terme des trois années de Présidence française, il m'a semblé utile, au lieu de traiter des événements de ces derniers mois, de jeter un regard en arrière sur les travaux de notre Comité que ses réunions, ses commissions, son Bureau ont entrepris et menés à bien grâce à l'effort de tous, et d'en faire l'inventaire, avant de passer le relais à nos amis de la délégation allemande.

L'économie de la santé

Nul ne s'étonnera de la place primordiale tenue au sein de l'Europe communautaire par le problème de l'économie de la santé, de l'évolution des dépenses de l'assurance-maladie et du coût des régimes de protection sociale. Dès nos premiers contacts avec les services de la Commission de la C.E., nous avons constaté que la préoccupation dominante n'était certes pas le souci de l'état sanitaire des populations, mais la question de savoir si l'Europe pourrait maintenir un haut niveau de protection sociale face à la crise mondiale, alors que ses concurrents les plus dangereux, les Etats-Unis et le Japon, ne supportaient sur leur économie que des prélèvements sociaux très inférieurs aux nôtres. Le rapport dit Albert-Ball, du nom des deux experts qui en furent chargés, concluait à un handicap grave de la Communauté européenne dans la compétition mondiale, et à la nécessité de stabiliser les dépenses sociales (maladie et retraite), soit par un blocage autoritaire, soit par concertation. Une enquête fut entreprise par la Commission dans les divers pays européens, sous forme d'audition d'experts et de partenaires sociaux. C'est dans ce cadre que notre Comité fut, vous vous en souvenez, *entendu par les*

1. Par le Dr Jacques Monier, Président, Paris, les 22/23 novembre 1985.

services de la Commission en octobre 1983, après de nombreux contacts avec les diverses Directions. Il nous avait été demandé d'établir un *document* confirmant l'audition orale à laquelle il fut procédé. Ce fut le *CP 83/86*, intitulé *« Pour une économie de la santé fondée sur la responsabilité sociale et individuelle. »* Nous avons fait ressortir que le rythme d'évolution des dépenses de santé, dont les facteurs essentiels sont le vieillissement des populations et le progrès des techniques biologiques et médicales, n'avait aucune raison d'être le même que celui du PIB de chacun de nos pays, et qu'en cas de stagnation des ressources de la protection sociale, il était impossible de bloquer une croissance des dépenses correspondant aux besoins des malades - ce qui serait contraire aux devoirs éthiques et civils des médecins à l'égard de chacun d'eux et au droit de l'homme à la vie et à la santé. L'écart entre ces deux évolutions supposait donc un appel plus grand à la responsabilité des *ménages*, soit sous forme de *participation*, soit sous forme de cotisations volontaires - selon des modalités dépendant des structures nationales - dès lors bien entendu que les cotisations sociales obligatoires avaient atteint leur plafond.

Dans le même temps le *Conseil de l'Europe* (qui groupe 21 pays, dont les 10 de l'Europe communautaire) décidait de préparer sur ces problèmes une *audition parlementaire*, tenue à *Paris, fin octobre 1983* et demandait au Comité Permanent de figurer parmi les experts. Nous déposâmes notre document qui fut retenu. Nous pûmes constater, au cours de l'audition, que des experts indépendants de notre Comité (tel que le Pr Sournia) soutinrent des thèses analogues. Certes, il ne peut être question de revenir sur la notion de solidarité : il faut respecter le *droit de tout homme à la vie et aux soins de santé*. Mais le but ne peut être que de maintenir le niveau de soins pris en charge au seuil actuellement atteint, et il faut que les individus soient *moralement et financièrement plus responsables* d'eux-mêmes.

Au cours de l'audition, de nombreux parlementaires crurent avoir trouvé la solution dans un développement de la *prévention*. M. Hervé, notre Ministre de la Santé, fut le premier à répondre à cette idée aussi fausse que répandue : la prévention contribue au vieillissement, notamment des chroniques ; il ne faut pas en attendre d'économies. Mais cette idée indéfiniment reprise de la prévention nous confirma dans la nécessité de préparer une déclaration de notre Comité sur ce problème, ce que nous réalisâmes un peu plus tard.

L'audition du Conseil de l'Europe eut une suite. Les services du Conseil élaborèrent au printemps 1984 un *projet de Recommandation n° 979* qui comportait une excellente analyse des facteurs de croissance des dépenses de santé reprenant pour la plupart nos observations à ce sujet - mais qui malheureusement, dès qu'il s'agissait des remèdes, se tournait vers l'évaluation des techniques médicales, les contrôles d'efficacité, les indicateurs de qualité, dans le but évident de bloquer la croissance due au progrès des techniques. Notre *commission « Sécurité sociale »* s'en empara et nous pûmes établir un document critique remis en mars 1985 aux services du Conseil de l'Europe rappelant que le médecin n'avait pas à se substituer aux pouvoirs publics pour faire prévaloir les intérêts de la société sur ceux de l'individu et que la médecine ne pouvait se contenter de répondre aux seuls besoins objectifs : elle doit aussi prendre en compte les besoins subjectifs. Quant à l'exercice dans les centres de santé, en équipe avec des psychologues, il ne constitue pas un progrès : il réside dans de meilleures conditions d'exercice permettant des rapports interpersonnels entre médecin et patient et favorisant son « auto-prise en charge ». Le tout passe par une *formation spécifique* du médecin de premier recours, du *médecin généraliste*.

La médecine générale

Elle fut et reste, au regard des buts des fondateurs du CP, notre objectif principal. Dès notre arrivée aux affaires, nous prîmes contact en *mars 1983* avec M. Beuve-Méry et son équipe et reçûmes de lui l'avant-projet des *propositions de Directives* qui furent diffusées auprès des délégations nationales. Notre commission compétente comme notre réunion commune à Londres avec l'U.E.M.O. se déclarèrent prêtes à appuyer « in globo » la proposition - *réserve faite de la position allemande*. Nos amis ne pouvaient accepter de donner après deux ans de formation obligatoire le titre dispensé après quatre années de formation facultative. Cela étant, compte tenu des réserves de certains experts gouvernementaux, il nous fallait soutenir l'esprit d'un texte qui risquait fort sans cela de s'évanouir. Un élément nouveau apparut : plusieurs organisations volontaires allemandes se déclaraient également favorables à la proposition. Nos contacts avec le cabinet Narjes nous confirmèrent dans notre position : nous placer sur une base beaucoup plus politique que juridique. En novembre 1983, les services de la Commission nous laissaient espérer un texte de la Commission pour fin 1983 - mais deux Etats membres faisaient encore obstacle : la Belgique et la R.F.A. Notre Assemblée plénière de novembre 1983 s'élevait avec force contre les retards accumulés, tandis que la Commission invoquait « la pénurie de personnel ». Le CP décida la réunion d'un *groupe ad hoc* pour étudier avec la délégation allemande et les présidents de commissions intéressés la solution à adopter. A l'origine du veto de la R.F.A., il y avait une *réforme* en cours des *études médicales* prolongeant de 2 ans les études *avant* le diplôme - délai imputable sur les formations facultatives spécialisées *après* le diplôme. Il fallait que la proposition de Directive ne veuille plus dénommer « allgemeine praktiker » le médecin au terme du 3e cycle obligatoire de 2 ans, ce que nous confirmions à la DG III. Dans le même temps *M. Narjes* évoluait, *rejetait* dans un entretien avec notre délégué *toute dérogation allemande*, mais ne parlait plus, après le cycle obligatoire de 2 années, que de « praktischer Arzt », d'« omnipraticien ». Une *nouvelle proposition de Directive* était publiée au *début de 1985*. Notre groupe ad hoc a noté de très grands progrès dans sa rédaction et la délégation allemande, sous réserve de quelques observations, n'y a plus fait obstacle. Le *4 juillet dernier*, la proposition recueillait l'*avis favorable du C.E.S.* (Comité économique et social). Nous attendons maintenant l'avis du *Parlement* et comptons sur nos amis parlementaires européens, et notamment sur le Pr Parodi, Président de la Fédération italienne et Député au Parlement, pour obtenir de son Président et de ses Commissions qu'ils inscrivent à leur ordre du jour ce texte qu'attend avec impatience le corps médical européen.

Je n'ai pas besoin d'en rappeler le schéma : le candidat généraliste n'est plus étudiant, mais *médecin en formation*, en stage hospitalier ou de ville. Il exerce en milieu contrôlé par ses pairs, ses anciens. Dans un premier temps cette formation par la pratique est exigée pour l'exercice dans le cadre de l'*assurance-maladie*. Elle deviendra à terme, après enquête, une *condition d'accès à l'exercice*. La Directive n'indique pas le *contenu de la formation* : le C.E.S. demande que le C.C.F.M. (Comité consultatif sur la formation médicale) donne un avis qu'il a déjà donné d'ailleurs. Nous avons apporté notre contribution dans un *document* élaboré par le C.P., en accord avec l'U.E.M.O. Il fait une large place à l'épidémiologie, à la prévention et à l'éducation sanitaire.

Prévention et médecine

Ce n'est point une question de mode : le rôle préventif, éducatif du praticien auprès de ses patients est traditionnel. Mais la découverte de ces deux fonctions de la médecine par les hommes politiques de notre temps, le désir d'en faire une panacée pour résoudre le redoutable problème des coûts de la santé et de la stabilisation des dépenses de protection sociale nous ont conduits à définir rapidement ce que nous avions entrepris depuis quelques années : la *conception et le rôle des médecins face à la prévention*. Un *groupe ad hoc* s'est attelé à la tâche *de mai à septembre 1984* et a pu faire voter une *Déclaration* très complète par l'Assemblée plénière de *novembre 1984*. Aux trois échelons de la prévention classique, nous avons ajouté les notions plus nouvelles dans l'esprit du public de « promotion de la santé » et d'« auto-prise en charge ». Les médecins ne peuvent qu'approuver ce nouveau *sentiment de responsabilité* que chacun doit avoir à l'égard de sa santé. Mais ce domaine ne peut être laissé aux charlatans de tous bords : le médecin reste l'expert indispensable qui, outre sa science, apporte son éthique : il refuse de voir dans le malade un coupable et rejette les excès des porteurs de certitude dans une politique éducative - qui ne saurait être coercitive. Cela étant, il importe de prendre conscience que la prévention, en prolongeant la vie, ne diminuera point les dépenses de santé. Elle a pour rôle d'*améliorer la qualité de la vie*.

Parmi les tâches de médecine préventive, une place de choix doit être faite à la *médecine du travail*. Le *27 septembre 1984*, un avis d'initiative du C.E.S. a demandé à la Commission de la C.E. de proposer une *Directive* sur cette médecine du travail, afin de mieux prévenir accidents et maladies professionnelles, en vue d'étendre son action à tous les travailleurs, à tous les secteurs, à toutes les entreprises. J'en ai saisi *notre commission* compétente, qui a donné tout son appui à l'initiative du C.E.S. dans l'esprit de la Charte de médecine du travail de juillet 1980, en demandant que soit davantage rappelé le *rôle central du médecin* dans les services multidisciplinaires, en raison de sa formation scientifique et de ses règles d'éthique. Un projet de *Convention internationale et de Recommandation* a été élaboré d'autre part par la Conférence Internationale du Travail et le B.I.T. *à Genève, en juin 1985*. J'ai demandé à un *groupe de travail* de trois experts nommés par notre commission de préparer à ce sujet un *document* faisant mieux connaître aux hauts fonctionnaires comme à l'opinion publique le rôle du médecin du travail, qui disparaît par trop dans la littérature administrative au sein du « service de santé » dans les entreprises, alors qu'il est l'animateur nécessaire de toute politique en ce domaine.

Je ne saurai clore ce chapitre sans faire une place toute spéciale à l'*audition* que nous a ménagée, grâce à notre ami le Pr Holst, le Bureau régional de l'*O.M.S.-Europe, les 7 et 8 décembre 1984*, afin de connaître le point de vue des associations médicales de l'Europe *occidentale* sur les 38 buts régionaux retenus par l'O.M.S.-Europe en vue d'atteindre à *la santé pour tous en l'an 2000*. J'ai recensé nos « éléments de réflexion » à ce sujet dans un document que la Présidence du C.P. a déposé à l'O.M.S.-Europe avant notre rencontre, en respectant les trois chapitres du Rapport de l'O.M.S. : les modes de vie, l'environnement et les soins de santé appropriés - l'accent étant mis sur « *les soins de santé primaires* ». Ceux-ci doivent être, selon l'O.M.S., « l'ossature du système de soins » : il s'agit des soins dispensés par tous les professionnels de santé, des soins à domicile ou auto-dispensés par la famille et l'entourage, ainsi que des décisions que peuvent prendre les secteurs « hors santé » pour améliorer ou ne pas léser la santé des populations.

Si nous approuvons la nécessité d'*un plus grand dialogue* entre les patients et leur famille d'une part et les médecins d'autre part, nous ne pouvons admettre qu'il puisse avoir lieu « sur un pied d'égalité » - ce qui ferait fi de la formation des médecins. L'*éducation sanitaire* suppose moins une formation psychologique des praticiens que de *meilleures conditions d'exercice*. Faut-il placer les médecins dans du *béton* avec des « *équipes bien coordonnées* » ? En réalité les médecins exerçant « *seuls* » ont leur réseau de professionnels, en relation permanente avec eux. Ce qui compte, plus que le psychologue, ce sont les *relations interpersonnelles* fondées sur le libre choix. C'est la solution dominante en Europe occidentale. Faut-il opposer les médecines techniques sophistiquées aux « médecines douces » qui ont les faveurs de l'O.M.S. ? Les secondes peuvent à terme être très cruelles pour les malades, et la médecine agressive est souvent efficace. En conclusion, la santé est-elle le premier des biens ? Le rôle du médecin est d'*informer* son patient des conséquences de ses décisions sur sa santé, mais de *respecter* ses choix personnels.

Au cours de l'audition, chaque délégation a fait part de ses réactions, souvent critiques, à l'égard des 38 buts régionaux de l'O.M.S. Il est apparu au Directeur de l'O.M.S.-Europe que la notion de soins de santé primaire avait mauvaise presse parce qu'elle avait été mal comprise, en raison d'une *absence de relations*. Il faudra les renouveler. J'ai rappelé pour conclure que les *droits de l'homme malade* font partie des *droits de l'homme* tout court, et que les réactions des médecins sont liées au sens de la responsabilité qui leur incombe à l'égard de chaque patient.

Ethique et droit médical

Dès septembre 1983, les membres du C.P. abordèrent, lors de l'Assemblée générale de l'*A.M.M.*, les rapports entre la médecine et les droits de l'homme. Un dialogue s'instaura entre nos rapporteurs et le conseiller juridique du Conseil de l'Europe sur le droit pour la société de limiter les droits naturels des médecins à agir selon la science, leur conscience et les droits de l'homme malade. Une série d'exposés techniques souleva pour la première fois devant nous les difficiles problèmes éthiques soulevés par le *génie génétique*, la fécondation in vitro, le statut juridique de l'*embryon*, objet ou être humain, et la protection des droits des enfants à naître.

Le *Parlement Européen*, sur rapport de Mme Pruvost, nous ramenait, le 19 janvier 1984, à des sujets plus classiques en adoptant (à une majorité d'une voix) une motion sur la *Charte européenne du patient*. Demande était faite à la Commission de la C.E. de préparer une telle Charte. Le commissaire Ivor Richard, précisant que cela ne pouvait aller au-delà d'une simple déclaration, s'engagea à faire élaborer un document de réflexion par la Commission. De son côté, la D.G.V. élaborait un document sur les conséquences de la *confidentialité en épidémiologie*, reposant sur le respect de la vie privée des patients, mais sur leur devoir moral de participer à la recherche. Ce document doit faire l'objet d'un double examen par les commissions d'éthique et des juristes. Quant à la *Charte du patient*, elle fut analysée par la *commission d'éthique* de mars et de septembre 1984. Les différents points retenus firent l'objet d'*observations* recueillies dans un document approuvé par l'Assemblée plénière de novembre 1984. Ce document fut remis, accompagné de commentaires oraux, aux services du Dr Eriskat par le Dr Autin en *mars 1985*. Nous avons appris que la Commission de la C.E. avait établi le texte de réflexion demandé et que ce texte circulait dans les services compétents des Etats-membres. Nous ferons en sorte de nous le procurer.

De son côté, la *commission des juristes* a fait une enquête auprès des délégations nationales sur le secret médical. Sur les bases du questionnaire, une synthèse a été réalisée par le secrétariat, qui a établi également un document sur le *secret médical en droit communautaire*. Vous avez approuvé en juin 1984 la communication de ces textes aux services de la D.G.V. - ce qui a été réalisé également en mars 1985. Les juristes ont d'autre part étudié le fameux *arrêt Klopp* reconnaissant à un avocat le droit d'établir un deuxième cabinet dans un pays autre que celui de l'établissement principal - au nom du principe de la libre circulation - même si la déontologie du pays hôte interdit en principe le double cabinet. Cette jurisprudence est très solidement appuyée sur le droit communautaire, mais n'est-elle pas contraire, en médecine, à un principe fondamental : le devoir pour le médecin d'assurer la continuité des soins ? En cas de besoin, le C.P. envisagerait de faire devant la Cour une requête en intervention.

Dans quelles conditions les médecins peuvent-ils faire une *grève de soins* ? Une première déclaration - posant le principe du droit des médecins à la grève comme tous les citoyens, mais reconnaissant que la médecine, n'étant pas une profession comme les autres, devait fonder son action sur la défense des droits du patient - votée à l'unanimité en commission, fut rejetée en Assemblée plénière. Les jeunes hospitaliers nous donnèrent la solution : une déclaration très brève devait poser le *principe du droit de grève*, les médecins s'obligeant à *respecter les règles nationales ou internationales d'éthique médicale*. Ce texte fut adopté à l'unanimité par la réunion plénière de novembre 1984.

Enfin la commission d'éthique devait aborder les problèmes soulevés par *la procréation artificielle*, la *fécondation in vitro* et la *protection de l'enfant à naître*. Une discussion générale s'instaura, sur la base de deux rapports en mars 1985, et à la demande de ses membres elle devait reprendre au cours de deux séances en septembre dernier, des courants philosophiques différents se manifestent dans chaque pays. Un texte servant de base de discussion fut élaboré en s'efforçant de s'en tenir à la seule éthique médicale fondamentale, fondée sur le *respect de la vie et de la personne humaines*, qui inspire l'article 2 de la Convention des Droits de l'homme, et sur les règles de la Déclaration d'Helsinki-Tokyo de 1975 en ce qui concerne l'*expérimentation* sur l'homme, l'embryon pouvant être considéré comme un être humain potentiel. La discussion a permis l'élaboration, article par article, d'un texte de *Recommandations* (C.P. 85/93) dont les principes semblent en étroite corrélation avec le texte adopté par l'A.M.M. à Bruxelles le 25 octobre dernier. Il appartient aujourd'hui à l'Assemblée plénière du C.P. de se prononcer et de reconnaître ainsi la haute qualité du travail de nos commissions.

Formation et statut

Notre Comité ne pouvait, dans la difficile conjoncture que nous traversons, ignorer les inquiétudes des jeunes médecins, comme des moins jeunes, sur l'avenir de leur profession, comme sur leur avenir personnel. Le développement du *sous-emploi médical* dans les dix pays de la C.E.E., ainsi que l'augmentation considérable du *nombre des étudiants en médecine*, appellent des solutions dans l'intérêt même de la qualité de la formation médicale, et donc de la qualité des soins dispensés à la population. C'est pourquoi, en premier lieu, notre commission de formation professionnelle s'est penchée en mars et en septembre derniers sur l'*évolution de la démographie médicale* dans les dix pays-membres, et sur la nécessité de généraliser dans la C.E. une programmation du nombre des étudiants, qui n'existe actuellement pas dans deux pays : *la Belgique et l'Italie*. Un *document* a été établi, fondé à la fois sur les statistiques communautaires et sur les informations des délégations nationales. Il prouve que la situation démographique médicale a évolué de manière très différente selon le système de sélection employé. La *Belgique* a freiné la croissance grâce à une sélection sévère aux divers examens de fin d'année, ce qui entraîne une *perte importante d'efforts personnels* des étudiants éliminés et d'*investissements budgétaires*. Quant à l'*Italie*, elle cumule le libre accès à l'entrée et la limitation des adhésions au Service National de Santé, ce qui lui vaut un nombre croissant de médecins inemployés. La Fédération italienne a entrepris d'en saisir la *Cour de Justice* de la C.E. Les organisations verticales - U.E.M.O., U.E.M.S. - et le C.P. ont décidé de déposer une *requête en intervention* dans ce recours, sur les conseils de Me Funari. Cette action, même si elle est rejetée sur le plan juridique, aura au moins servi à attirer l'attention de la Commission et des Etats-membres sur cette question. Je vous demande d'approuver le *Document* auquel notre commission a fait quelques additions, et de voter le texte de la *résolution* adopté dans son principe, mais non dans sa forme, par les Chefs de Délégations. Nous pourrons ainsi en saisir les services de la Commission aussitôt après notre réunion plénière.

Même si le flux des étudiants tient compte dans l'avenir des possibilités de formation, il n'en reste pas moins qu'un *nombre important de jeunes diplômés* se trouvent *actuellement sous-employés ou inemployés* dans l'Europe des dix, ce qui compromet gravement leur expérience professionnelle et leur aptitude ultérieure à l'exercice. Notre ami le *Dr Bechtoldt*, Président de la *commission des médecins salariés*, a entrepris de rechercher des solutions à ce difficile problème dans deux voies concrètes : la *suppression des heures supplémentaires* dans l'emploi des médecins salariés et la création de nouveaux postes correspondant ainsi aux besoins non satisfaits, ainsi que la création de *régimes de retraite* là où ils n'existent pas encore ou l'*avancement de l'âge de la retraite* si elle existe déjà. Il lance une *enquête* en vue de quantifier les résultats qui pourraient ainsi être obtenus dans chaque pays. Je demande à chaque délégation nationale de lui apporter son soutien dans cette recherche, l'enquête devant être dépouillée en mars 1986, sous sa responsabilité.

Dans le même esprit, il est apparu nécessaire de réviser la *Charte des médecins salariés* et d'accroître la protection morale qu'elle peut apporter à nos confrères soucieux, quel que soit leur statut, de défendre leur indépendance morale et matérielle et leurs moyens de travail, dans les difficiles circonstances que nous traversons. Avec le précieux concours de *Me Hess* il a fait approuver par sa commission, en septembre 1984, la nouvelle rédaction de cette Charte qui a été adoptée par notre Assemblée plénière de 1984.

Cette révision a entraîné celle de la Charte, plus ancienne encore, des *médecins hospitaliers*. Le Président Henrichsen, en liaison avec les responsables de la commission des médecins salariés, les représentants de l'A.E.M.H. et de l'U.E.M.S. a entrepris cette révision en septembre 1984 en ouvrant un très large débat sur les orientations à adopter. Ce débat fut clos lors de la commission de mars 1985. Le Président décida alors de confier à un groupe ad hoc de juristes le soin de mettre ses conclusions en forme de projet, en se référant en particulier à la nouvelle Charte des médecins salariés et à la Déclaration de Dublin sur la formation médicale continue. Cette réunion a eu lieu en mai dernier. Le texte proposé a été légèrement modifié et la commission a accepté l'*incorporation dans le texte de références* aux autres Chartes, proposée par son président. L'avis unanime est que cette Charte révisée répond à un *besoin urgent*, au moment où les gouvernants s'attaquent plus ou moins à l'indépendance technique et professionnelle des médecins hospitaliers. Je vous demande donc l'adoption du projet, traduit en français par le Secrétariat, que vous propose le Dr Henrichsen.

La conférence des professions libérales

Sous son ancienne présidence, l'organisation regroupant les professions indépendantes et libérales nous avait proposé, on s'en souvient, en 1984, de participer à l'organisation en 1986 d'une « *année des professions libérales* » sur le plan européen. Soucieux de ne rien faire qui puisse diminuer notre représentativité, tout en estimant que le projet méritait réflexion, nous avions décidé de confier à Me Anrys une *mission d'observation*. C'est dans ce cadre que MM. Anrys et Mignon ont participé à une *Conférence des professions libérales*, réunie à Bruxelles en juin 1985, à l'intitiative du S.E.P.L.I.S. et sous sa nouvelle présidence. Il s'agissait, on le sait, de faire une critique active d'un texte, non sans danger pour l'avenir, d'un *Comité d'experts de l'O.C.D.E.* en vue d'élaborer un projet de Recommandation pour les gouvernements des Etats-membres, relatif au rétablissement de la *concurrence* et à la lutte contre les *pratiques restrictives dans les professions libérales*. Ce projet, sur la base du rapport d'experts, mettait en particulier en doute l'utilité des « monopoles » reconnus aux diplômés dans certaines professions. L'étude avait porté sur trois disciplines : la médecine, le droit et l'architecture. Le caractère très tendancieux, notamment sur la médecine, du rapport d'experts appelait une réaction d'ensemble des professions représentées à cette Conférence, au nom de la défense de la qualité des services à rendre à la population. Nous nous sommes joints à la *Déclaration* votée, en l'accompagnant cependant d'une *note critique* propre à la médecine et d'une *motion* définissant notre position et notre souci de *solidarité* avec les professions défendant les droits de l'homme atteint dans sa vie, sa santé ou ses biens. Ces textes ont été envoyés directement à l'O.C.D.E., qui nous en a accusé réception.

Nous avons été invités à participer le 8 novembre à une *nouvelle Conférence des professions libérales* qui a à son ordre du jour, d'une part le suivi de l'affaire de l'O.C.D.E. et d'autre part un problème qui nous touche de plus près : l'élaboration par la Commission, à la demande du Conseil, d'une *proposition de directive tendant*, dans le cadre de « l'Europe du citoyen », *à une reconnaissance mutuelle de principe des diplômes d'enseignement supérieur*, dont la possession est exigée par certains Etats-membres pour l'*exercice de certaines activités*. Cette reconnaissance est fondée sur la confiance réciproque que les Etats-membres de la C.E. doivent avoir les uns à l'égard des autres (sous réserve de certaines dispositions permettant d'exiger des stages ou une expérience professionnelle, au cas où les formations seraient trop différentes). Précisons d'emblée que cette proposition, si elle concerne directement la plupart des professions libérales représentées au sein de cette Conférence, *ne s'applique pas aux professions* ayant déjà fait l'objet de Directives propres, comme les professions médicales (médecins, art dentaire, sages-femmes, pharmaciens), la profession d'*infirmier* ou celle de *vétérinaire*. Nous ne pouvons cependant nous en désintéresser, car la future Directive concernerait toutes les *professions para-médicales* (masseurs-kinésithérapeutes, pédicures, orthophonistes...) dont les dénominations, les champs d'activité et la formation sont d'ailleurs différents d'un pays à l'autre. Nous avons là encore demandé Me Anrys de suivre pour nous cette Conférence et d'en rendre compte à notre Assemblée. Nous pensons d'autre part qu'il sera nécessaire de réunir en mars prochain notre *commission* dite des *« auxiliaires médicaux »* et de confier l'étude juridique de cette proposition de Directive à notre *commission des juristes*.

L'extension de l'activité du Comité permanent

Il est net que depuis quelques années notre champ d'action déborde la Communauté européenne. Nous sommes sollicités par le *Conseil de l'Europe* et par le Bureau régional Europe de l'*O.M.S.* Nous sommes concernés par les projets de l'*O.C.D.E.*, comme par ceux du *B.I.T.* Plus que jamais nous devons répondre présents, car l'évolution de nos problèmes ne s'arrête certes pas aux frontières communautaires. Mais à diverses reprises le C.P. s'est trouvé mis en concurrence avec les associations nationales médicales d'autres pays d'Europe, non membres de la C.E. Il est évident cependant qu'assez rapidement nos langages s'harmonisent car la médecine est une, comme l'homme lui-même. Mais le *poids du C.P.*, de ses interventions, de ses déclarations gagnerait en autorité, en dehors des frontières communautaires, s'il s'exprimait au nom des associations médicales des *pays de l'Europe occidentale*, dont plusieurs sont déjà présentes dans nos instances et ne demandent qu'à travailler avec nous. C'est pourquoi nous avions accueilli avec faveur la suggestion de Me Funari, conseillant de s'inspirer des dispositions du Traité de Rome autorisant la C.E. à *s'associer pour certaines tâches* concrètes avec des Etats non membres et non susceptibles de le devenir en raison de leur statut international, ou de toute autre cause. Il en va ainsi, par exemple, des Etats neutres de l'Europe ou des Etats scandinaves, en dehors du Danemark. Mais le terme d'association a été mal compris et entraîne à confondre « associer aux travaux » et « associer au Comité lui-même ». Nous avons donc renoncé à ce terme, mais proposons d'*inviter* les associations nationales médicales de ces pays *de manière permanente* à participer à l'activité et aux travaux de nos diverses instances. Il se trouve qu'en fait leur nombre est réduit et qu'elles ne posent aucun problème de langue. Nous léguons ce problème à nos amis allemands, qui ont accepté la charge, certes lourde déjà, d'animer notre C.P. au cours des prochaines années, et sommes sûrs qu'ils lui donneront une solution pratique.

Au reste, ce problème d'extension a reçu une solution partielle par l'intégration à part entière dans notre Comité des associations représentatives des médecins d'*Espagne* et du *Portugal*, avec lesquelles nous travaillions déjà depuis plusieurs années. Nous sommes heureux de les accueillir, non seulement en raison des liens d'amitié qui se sont déjà créés entre les hommes, mais aussi et surtout en raison de l'apport de leur culture, de leur approche personnelle de nos problèmes, qui ne peuvent qu'enrichir la qualité de nos travaux.

Le Président
Dr Jacques Monier

Pour une économie de la santé fondée sur la responsabilité sociale et individuelle[1]

Les dépenses de santé croissent plus vite que le P.I.B.

1. L'évolution des dépenses de santé supportées par l'assurance maladie est *plus rapide* - dans tous les pays de développement scientifique et économique analogue - que celle du *Produit Intérieur Brut*. La faiblesse actuelle de cette croissance, les *contraintes économiques* qu'impose à l'ensemble des pays industrialisés le retour aux grands équilibres et la lutte contre l'inflation, ne permettent plus à ce taux de progression de se poursuivre. Or l'on constate en étudiant les taux d'évolution des dépenses d'assurance maladie dans la C.E.E., comparés aux taux de croissance du P.I.B., que dans neuf Etats-membres dont les statistiques nous sont connues, cinq d'entre eux connaissent *encore un écart notable entre ces deux taux*, le gel des dépenses de santé dans les Etats-membres à système national de santé n'étant dû qu'à une décision des autorités responsables (Cf. Annexe 1).

Les régimes de Sécurité sociale contribuent à l'équilibre social

2. Malgré les contraintes économiques et en raison même de la crise mondiale, aucune politique sensée ne peut songer cependant à revenir sur les régimes de protection sociale et à réduire leur rôle. Il importe au contraire de les *maintenir* au niveau qu'ils ont atteint. En effet :

1. Rapport présenté par le Comité permanent des Médecins de la Communauté européenne à la Commission de la C.E.E., et au Conseil de l'Europe en octobre 1983.

2.1. *Historiquement* les régimes de protection sociale sont le moyen, pour les *sociétés industrielles libérales* régies par la *loi du marché*, de faire échapper le travailleur et sa famille aux conséquences les plus dures de cette loi, lorsque les risques de la vie mettent en cause sa capacité de gain ou celle des siens.

2.2. Au cours d'une crise réduisant ou faisant disparaître la croissance des revenus primaires des travailleurs, les *prestations sociales* permettent à leur *revenu moyen disponible*[2] de conserver, voire d'*accroître légèrement* leur pouvoir d'achat, du fait de la croissance de la part des prestations dans le revenu moyen. En France, par exemple, les prestations sociales faisaient 1/5e du revenu disponible en 1960, contre 1/3 aujourd'hui[3].

2.3. La Sécurité sociale joue ainsi indirectement un rôle économique en contribuant à la résistance d'une population à la crise mondiale, en lui *faisant accepter le dur effort de compétitivité* qu'elle doit poursuivre.

Le contrôle de l'offre permet-il d'imposer aux prestations le taux de croissance du P.I.B. ?

3.1. Tel est le problème qui se pose aux gouvernements. Le *moyen le plus tentant* auquel tous ont plus ou moins recours est le *contrôle de « l'offre de soins »*, c'est-à-dire le *blocage du développement* de l'actuel système de soins (cf. Annexe 2) :

- limitation de la démographie du personnel médical et de santé,
- plafonnement, voire baisse de sa rémunération,
- blocage du nombre des lits hospitaliers,
- blocage des équipements lourds, hospitaliers ou non,
- imposition aux hôpitaux d'un budget global bloqué à un niveau tenant compte ou non du taux de l'inflation.

3.2. La profession médicale aimerait être sûre qu'avant de toucher aux dépenses de soins, un effort d'économie a été entrepris avec la même rigueur à l'égard des dépenses administratives.

---

2. Revenu primaire, après défalcation des prélèvements obligatoires et addition des prestations sociales.

3. 2e rapport sur le revenu des Français (Centre d'Etude des Revenus et des Coûts, 1979).

Vieillissement, progrès scientifique et nuisances causes de la croissance des dépenses de santé

4. Mais la thèse du « contrôle de l'offre » *veut ignorer les causes profondes de la croissance des dépenses de santé.*

4.1. La première est le *vieillissement général et croissant* des populations par suite de la baisse non moins générale de la fécondité [4] et le prolongement de la vie dans l'Europe des Dix. Les personnes âgées sont (avec les femmes et les enfants) les plus gros consommateurs de soins, et notamment des soins hospitaliers (les plus onéreux). Cette tendance ne peut que s'accentuer avec l'arrivée de générations habituées dans leur âge actif à une médecine efficace et moderne [5].

4.2. Le *progrès des techniques médicales* - fondées sur l'ensemble des sciences et notamment de la biologie - dote la médecine de nouvelles possibilités d'investigation et de traitement avant même que les équipements anciens ne soient amortis.

4.3. La civilisation industrielle apporte avec elle les *nuisances* liées à ses *conditions de vie et de travail.* Les angoisses devant les mutations conduisent chez le médecin des patients qui tentent de *médicaliser leur mal être*. Mais ce contact est une occasion utile d'éducation sanitaire.

L'effort en faveur des personnes âgées, justification de l'effort de productivité des générations actuelles

5.1. Traiter les personnes âgées au niveau de la technique médicale actuelle, *« donner de la vie à leur jour et non seulement des jours à leur vie »* (René Sand), c'est justifier humainement l'effort de productivité que les contraintes économiques actuelles demandent aux travailleurs actifs. Cela s'inscrit en outre dans la tendance à la réduction du temps de travail. Les actifs entendent bénéficier au cours de leur retraite, de leur temps libre, des mêmes soins que ceux dont ils ont bénéficié durant leur activité.

---

4. « Du seul fait du vieillissement, si nous gardons le taux de natalité actuel, les charges de santé de la sécurité sociale augmenteront de 13 % » (Alfred Sauvy - *Cahiers de sociologie et de démographie médicales* - avril-juin 1983 - p. 119).

5. Sur le vieillissement en France, Cf. *« Population et sociétés »* - mars 1983 : composition de la population, proportion de personnes âgées (65 ans ou plus) et de personnes très âgées (75 ans et plus) - 1946 : 14,7 % - 1982 : 20,2 %.

5.2. D'autre part la médecine, lorsqu'elle ne peut guérir, *transforme les malades en chroniques*, prolongeant ainsi leur vie consciente et active, mais aussi leur demande de soins.

Le coût du progrès technique s'abaisse grâce au marché

6.1. Le progrès technique en médecine, le progrès des équipements est certes *onéreux au départ*. Mais il se *banalise*, étend son champ d'application au marché mondial et permet d'*industrialiser* les fabrications. Ecarter de tels progrès, c'est pour un pays obliger ses nationaux à en rechercher le bénéfice hors des frontières et s'obliger ensuite à importer des équipements de l'étranger - aux dépens de la balance commerciale.

6.2. Certains économistes, conseillers du Pouvoir dans certains pays-membres, prévoient qu'à l'action de la médecine sur la nature humaine succèderait l'ère des *greffes,* des *prothèses,* produits de *« l'économie marchande »*[6]. Dans la mesure où cette thèse est exacte, les prestations de l'économie industrielle coûteront *en définitive moins cher* que le temps d'un professionnel - de haute formation.

La prévention des nuisances augmente le coût de la protection sans réduire les dépenses

7.1. *La prévention des nuisances* dues à la civilisation industrielle, aux conditions de vie et de travail, est enfin la grande pensée de ceux qui privilégient cette cause de la progression des dépenses, et pensent que les *maladies* sont *toutes de cause exogène*. Il faut, et il suffit, par la modification de l'environnement et l'éducation, modifier les comportements de la population en matière de nutrition, à l'égard des boissons alcoolisées, du tabac, de la conduite sur route, de la pratique de sports à risques, ou au contraire de la sédentarité.

7.2. Il s'agit d'une *forme des mœurs*, voire de la *culture* qui échappe dans une large mesure au pouvoir politique et ne repose pas encore *sur une base épidémiologique* suffisamment développée. Une telle action dans de telles conditions prend au mieux l'aspect d'une *morale civique* discutable, au pire d'une *atteinte aux libertés* fondamentales de chacun[7].

---

6. Jacques Attali, « Pouvoir et déclin de la médecine », *Prospective et Santé*, n° 9, 3e trimestre 1979.

7. La santé n'est pas obligatoirement la finalité suprême de chacun. Qu'on se rappelle par exemple la réponse de Sartre à l'un de ses intimes qui lui reprochait, par son action et son œuvre, de compromettre sa santé : *« La santé ? Pour quoi faire ? »*

7.3. Les médecins sont prêts à collaborer à la *recherche épidémiologique* sur des bases scientifiques. Sur les résultats de cette recherche, ils sont prêts également à pratiquer l'*éducation sanitaire* de leurs patients, soit collectivement, soit individuellement, en les *informant* des conséquences possibles de leur comportement sur leur santé.

7.4. Mais il faut observer que les pays ayant déjà donné une *place primordiale à la prophylaxie* n'ont pas pu réduire pour cela leur effort en matière de soins curatifs. *La prévention primaire peut prolonger la vie* de ses bénéficiaires : ils vieillissent, ont des maladies endogènes et *prolongent leur demande de soins*[8].

7.5. Il ne faut point sous-estimer l'*arsenal* fort important dont dispose la *médecine préventive* dans nos pays, et en particulier le développement considérable de la *médecine du travail* depuis la guerre.

7.6. Cette piste de la prévention des nuisances, déjà largement explorée, conduit à *ajouter un effort onéreux* à l'effort de soins. Personne ne peut dire *si* et *quand* elle débouchera sur une *réduction fort improbable* des dépenses globales de santé. Elle ne répond pas en tout cas aux préoccupations à court terme des gouvernements.

Le contrôle de l'offre : une solution sans avenir

8.1. Limiter les possibilités de soigner peut entraîner à très court terme un *gel des dépenses* de santé. Mais cette solution est à moyen terme *intenable*, car elle ignore volontairement les *véritables causes* de la croissance des dépenses de santé. Elle ne peut longtemps réduire les *personnes âgées* à des *soins infirmiers*, faire entrer un pays développé dans la voie du *sous-développement médical*[9] et faire disparaître les *nuisances* de notre civilisation par une simple *propagande* éducative.

8.2. *Pourquoi* d'ailleurs faudrait-il *réduire* ou empêcher de croître les dépenses de santé ? L'activité *sanitaire* est, dans une société développée, une activité *noble*, au même titre que les activités d'éducation ou de culture qui, selon les lois de Engel, se substituent peu à peu aux activités primaires de l'alimentation au sens large. Elle a pour contrepartie une

---

8. Cf. dans ce sens : « L'organisation, le financement et le coût des soins de santé dans la C.E. », *Etudes*, Série politique sociale, n° 36, 1979, p. 157.

9. Ce risque n'est pas à exclure. Alfred Sauvy notait récemment « la reprise de la mort à l'Est », depuis 1970. Les responsables médico-sanitaires de l'U.R.S.S. l'expliquent par une dégradation bureaucratique de l'ensemble du système de santé (Cahiers de sociologie et de démographie médicales - avril-juin 1983 - p. 117).

amélioration mesurable du niveau de l'état de santé et de l'espérance de vie à la naissance[10]. La *branche sanitaire enrichit* le produit national au même titre que les autres branches d'activité. Elle comporte d'ailleurs une *partie exportable* (produit de l'ingenierie sanitaire, médicaments, prothèses) qui est fort utile à l'économie nationale.

8.3. Le *blocage* des ressources d'un pays en matière sanitaire entraîne obligatoirement - en raison des besoins non satisfaits - des *files d'attente* qui peuvent causer de sérieux *préjudices* aux patients, des risques de « pertes de chances » par temps perdu, et des risques d'*inégalités sociales* dans le choix des urgences ou par les possibilités offertes aux privilégiés de se faire soigner dans d'autres pays. A la limite, comme nous le verrons plus loin, ce blocage porte une *sérieuse atteinte* à l'un des *droits de l'homme* le plus fondamental : le droit à la santé, le droit à la vie. Il faut donc chercher d'autres pistes.

La lutte contre le « gaspillage » et l'autodiscipline ont leurs limites

9.1. Au contrôle de l'offre s'est ajouté, de la part des gouvernements, un appel à la profession pour que cesse un certain *« gaspillage »* des praticiens dans le recours aux investigations ou aux moyens thérapeutiques qu'ils prescrivent. Ce « gaspillage » supprimé, la croissance serait-elle jugulée ?

9.2. La profession reconnaît aux responsables de « l'argent social » la *mission de veiller* à son *meilleur emploi*, et a tenu à répondre à cet appel. Sous des modalités diverses, elle a accepté dans les pays-membres une *autodiscipline* se traduisant par l'établissement de « profils médicaux » ou « tableaux statistiques d'activité » communiqués aux praticiens, par l'essai d'« évaluation » des soins d'un service hospitalier, en fonction des expériences américaines. Toutes ces mesures ont pour but de faire appel à la conscience éclairée des praticiens et débouchent sur la seule véritable sanction : l'intensification de la *formation médicale continue*, à

10. « Il y a tout lieu de penser que, pour une part au moins, les améliorations pour la mortalité infantile et l'espérance de vie découlent de l'accès plus égalitaire au système de santé et de la diffusion des soins médicaux. A l'appui de cette thèse, on a pu constater que les indicateurs sanitaires se sont nettement améliorés aux U.S.A. pour les personnes âgées et les indigents après l'introduction du Medicare et du Medicaid. L'espérance de vie à la naissance qui était restée relativement stable entre 1960 et 1970 a repris une progression assez nette ; en France, elle a augmenté de 1,2 année pour les hommes et de deux années pour 2,2 années pour les femmes entre 1970 et 1978 ; aux U.S.A., l'accroissement est encore plus net : 2,2 années pour les hommes et 2,3 années pour les femmes » (Simone Sandier, C.R.E.D.O.C., *Consommation*, 1982, n° 2).

laquelle la profession médicale se consacre de plus en plus dans tous les pays-membres.

9.3. En fait, la F.M.C. intensifie la *diffusion du progrès technique* dans l'ensemble du système de soins - et contribue au développement de ce système - et non l'inverse. S'appuyant sur l'extension de l'*informatique* en médecine, certains préconisent une meilleure formation des praticiens à la *science de la décision*, grâce à des *aides* apportées par l'informatique dans l'élaboration des diagnostics et le choix des interventions. Cette voie nouvelle mérite d'être expérimentée. Elle suppose des recherches encore à leur début, l'établissement de banques de données, de programmes de travaux, dont chacun sait qu'ils sont fort *onéreux*.

9.4. Cela étant, ces contraintes diverses ont poussé les médecins à la *réflexion*, à la créativité. Ils ont *pris conscience* de la nécessité d'une recherche en vue d'une *utilisation plus efficace* des moyens en personnel et en matériel. Peu à peu ne subsiste plus dans le système de soins que la marge de sécurité dont il doit disposer pour donner toutes leurs chances aux malades. Mais *réapparaissent les faits têtus* que sont le *vieillissement*, le *progrès* des techniques, les *nuisances*, et la progression des dépenses reprend. Les *partenaires sociaux* doivent à leur tour prendre conscience que les médecins ne sont pas des coupables, que le gel des dépenses ne peut durer, sauf à entrer dans le sous-développement, qu'une période limitée, et qu'un *écart* subsiste et subsistera dans l'avenir entre le financement social et les coûts de la santé, car il *ne dépend pas des gaspillages* et des abus.

Le malade a droit aux ressources actuelles de la science médicale

10. Les moyens employés par les gouvernements ont un défaut commun : leurs auteurs oublient une donnée fondamentale que rappelait la déclaration faite par le C.P. à Copenhague (Cf. annexe 3) sur l'évolution du coût des soins : les médecins sont liés à leurs patients par des obligations éthiques et juridiques précises, ils leur doivent des soins attentifs, dévoués et conformes aux *données actuelles* de la science et ne peuvent leur faire perdre *aucune chance de guérison ou de survie*. Ces obligations sont sanctionnées aussi bien *civilement* que *pénalement*.

Les engagements *collectifs de la profession* à l'égard de l'assurance maladie ou du système de santé sont d'une autre nature et *ne peuvent modifier* les obligations de chaque praticien à l'égard de chacun de ses patients.

Dépenses de protection sociale et dépenses de santé suivent des lois différentes

11.1. Il résulte de notre recherche que les dépenses de santé d'une part, les dépenses de protection sociale, et notamment d'assurance maladie, d'autre part, obéissent à des lois économiques différentes, autonomes, et n'ont naturellement aucune chance de suivre des évolutions parallèles. Le fait qu'une croissance du P.I.B., extraordinaire dans l'histoire économique, ait permis pendant plus d'une décennie à l'effort de protection sociale de suivre la croissance des dépenses de santé dans la plupart des pays industrialisés d'Occident, ne doit pas nous cacher la réalité, alors que le rythme de croissance du P.I.B. revient aux taux antérieurs à cette période d'exception.

11.2. Les responsables de nos économies ne peuvent et ne veulent plus que le budget social suive le rythme naturel d'évolution des dépenses de santé, afin de ne pas imposer aux pays des charges excessives et de ne pas relancer l'inflation, afin aussi de laisser la place dans le revenu de la nation aux autres dépenses de l'Etat[11].

11.3. Mais d'autre part les médecins, tout effort fait pour discipliner leurs prescriptions, invoquent à l'égard de toute réduction, de tout freinage de la consommation médicale selon ses données propres, un « non possumus » fondé sur les règles impératives de leur mission.

11.4. Il serait *contraire aux droits de l'homme* les plus fondamentaux, au droit à la santé, au droit à la vie, de priver les malades d'un pays évolué des données actuelles de la science médicale et des chances de guérison ou de survie qui leur sont ainsi offertes, dans le but de faire entrer de force les dépenses de santé dans le cadre limité des dépenses sociales. Il ne faut pas que la *socialisation* des dépenses de santé, *source d'humanisation*, devienne, lorsqu'elle atteint ses *limites*, une *source d'atteinte aux droits de l'homme*.

---

11. « La croissance (du budget social de la nation) enregistrée actuellement ne peut être éternellement plus forte que celle du budget de l'Etat et du P.I.B. puisqu'à terme lointain, il est vrai, l'ensemble du P.I.B. serait abordé par le budget social » (D. Bertrand, *Le budget social de la nation*, Masson, 3ᵉ trimestre 1978).

L'économie de la santé requiert une pluralité de financement

12.1. Les Etats ne diminueront pas le niveau de la protection sociale actuellement atteint en pouvoir d'achat, mais ne le laisseront croître, au mieux, que du *taux de majoration réelle* du P.I.B. Les dépenses de santé continueront à croître à un *rythme* différent et *plus rapide*.

12.2. Branche dynamique de l'activité nationale, l'activité santé rend service à la population et accroît le revenu national. Pourquoi en limiter le développement, même si le financement social a atteint ses limites ? A *l'effort social*, il faut *associer l'effort individuel*, l'effort des ménages, pour faire face à des dépenses de santé *rationalisées* mais *non rationnées*.

12.3. Le financement *social* est évidemment réservé en *priorité* aux catégories ou aux cas sociaux qui en ont besoin, selon les modalités actuelles de prise en charge de leurs dépenses de santé. La pluralité de financement (sous forme de participation aux frais ou de cotisation volontaire) ne peut prendre place que selon des modalités telles que nul soit privé de l'accès aux soins pour des raisons financières. Mais se diffuserait ainsi la *notion de responsabilité personnelle* à l'égard des dépenses de santé.

La croissance moyenne des revenus depuis la fondation des régimes de Sécurité sociale justifie cet effort

13.1. Cet effort ne peut apparaître aujourd'hui comme anormal. La période d'expansion économique européenne, même si elle a pris fin, a porté le revenu disponible moyen des ménages dans les pays membres de la C.E. à un niveau qu'il n'avait jamais atteint. La crise a stoppé cette croissance mais sans remettre en cause son acquis. En France, par exemple, le *revenu moyen disponible* des ménages a *doublé* (à prix *constants*) de 1960 à 1978 [12]. Les fondateurs des régimes de Sécurité sociale actuels n'avaient pas prévu, et ne pouvaient prévoir, une telle progression, dont l'ordre de grandeur justifie un changement de statut.

13.2. D'après une enquête par sondage faite récemment en France [13], les économies en matière de protection sociale devraient porter d'abord sur les allocations de chômage et ensuite sur les dépenses de santé. 46 %

---

12. 2e rapport sur le revenu des Français, C.E.R.C. (Centre d'Etudes sur les Revenus et les Coûts), 4e trimestre 1979.

13. Enquête Louis Harris-TF1-La Croix, 27-29 juin 1983.

des ménages enquêtés se montrent hostiles à la suppression des avantages acquis, mais 51 % y seraient favorables.

Au-delà de la prise en charge sociale, la participation des assurés ?

14.1. Mais les dépenses de maladie ont globalement une structure : d'après les études du C.R.E.D.O.C. et des organismes sociaux en France, 5 à 10 % des assurés «consomment» 50 % des prestations, tandis que 50 % n'en consomment que 5 % [14]. Autrement dit, la moitié des prestations couvre les dépenses de soins onéreuses d'un petit nombre d'assurés, généralement *hospitalisés* : la moitié est composée de *personnes âgées,* parfois au cours de leur dernière maladie. En raison de l'analogie du développement économique et social des pays de la C.E. et d'une évolution semblable de la démographie, des phénomènes d'un ordre de grandeur voisin doivent se constater dans les autres pays-membres. Ces dépenses sont en général couvertes totalement.

14.2. Cela étant, dans le cas où la société ne peut plus augmenter les prélèvements finançant la couverture sociale de tous les soins nécessaires, la profession médicale n'est pas opposée à ce que soient étudiées, en liaison avec elle, toutes formes de financement supplémentaire venant des assurés, en vue de garantir le maintien et le développement de la qualité des soins médicaux pour tous.

Solidarité sociale et participation personnelle renforcent les chances de guérison et de survie

15. Dans certains pays-membres, des hypothèses de travail sont actuellement proposées en vue d'introduire dans la participation supplémentaire des assurés des modulations tenant compte de leurs facultés contributives [15]. Ce problème échappe à la compétence de la profession médicale. Elle souhaite seulement que les solutions retenues, en combinant solidarité sociale et effort personnel, offrent à tous un *réel accès* à des soins conformes aux *données actuelles* de la science et renforcent ainsi leurs *chances de guérison* et de *survie*.

---

14. Qui consomme quoi ? Une approche à partir d'un échantillon régional de 2 000 personnes (Caisse Nationale d'Assurance Maladie, mars 1982).

15. Cf. notamment entretien de Simon Nora, Inspecteur Général des Finances, Directeur de l'Ecole Nationale d'Administration, avec Edmond Maire, Secrétaire Général de la C.F.D.T. (*Le Débat*, n° 26, septembre 1983).

Les solutions dépendent des gouvernements nationaux

16.1. Cela étant, il serait malséant d'ignorer plus longtemps que les régimes de protection sociale relèvent des souverainetés nationales et que toute réforme doit s'insérer dans l'histoire de ces régimes, compte tenu des données économiques, sociales et politiques de chaque pays.

16.2. Notre analyse n'avait qu'un seul but : rechercher si une issue pouvait être trouvée dans *l'impasse actuelle* où se trouvent placés tout à la fois les Etats, la population et la médecine. La logique des faits conduit à explorer la piste que nous croyons nécessaire de signaler. Nous livrons cette *hypothèse de travail* aux pouvoirs politiques de nos pays, dans l'esprit de la déclaration faite à Copenhague par le C.P. (Cf. annexe 3). La profession médicale n'entend nullement empiéter sur les *responsabilités politiques* des « décideurs ». Elle veut seulement être consultée et entendue, afin que les décisions politiques soient prises de manière éclairée, en connaissance de cause, et que « la collectivité des bien portants » tienne compte des droits de l'homme malade dont la médecine a la charge.

ANNEXE 1. Evolution, en indice à prix courants, des dépenses de santé de 1982 par rapport à 1981 - comparée à celle du P.I.B.

Pays	*Dépenses santé* %	*P.I.B.* %	*Inflation* %	*Ecart* %
B - Belgique	+ 8,4	+ 5	+ 6	+ 3,4[1]
DK - Danemark	+ 9	+ 11	+ 8	− 2[2]
D - Allemagne	+ 1,2[3]	− 1,2[3]		+ 2,4
F - France	+ 17,3	+ 11,2	+ 9,7	+ 6,1[4]
G - Grèce	Les chiffres ne nous sont pas parvenus			
IRL - Irlande	+ 15,2 (24,3 pour le NHS 10 pour les hôpitaux)	+ 12,3	+ 12,3	+ 2,9
IT - Italie	+ 22	+ 22	+ 17	0
L - Luxembourg	+ 11,03	+ 3,6	+ 9,4	+ 7,4
NL - Pays-Bas	+ 9,5	+ 3,8	+ 3,8	+ 5,7
UK - Royaume-Uni	+ 8,2	+ 9,5	+ 8,6	− 1,3[2]

1. Evolution de 1981 par rapport à 1980.
2. Dans ces deux pays, à la suite du changement de la majorité politique, le gouvernement a décidé de stopper la progression des dépenses de santé (cf. Annexe 2).
3. A prix constants.
4. En *avril 1983*, le taux de croissance annuel des dépenses de santé s'est abaissé à 15,1 % et l'écart à 3,9 %.

ANNEXE 2

Mesures relatives à la maîtrise des dépenses de santé

I - *Médecine ambulatoire*

1 - ***Elévation de la participation obligatoire aux frais***

En chiffre et en % sur certains frais (notamment médicaments, kinésithérapie) : *Belgique* (B), *France* (FR) (avec participation aux frais d'hébergement hospitalier - hausse des prix du vin et du tabac), *Italie* (I) (biologie - diagnostic instrumental - antibiotiques), *Luxembourg* (L) (consultation - médicaments - journée d'hospitalisation), *Pays-Bas* (NL) (prescription de médicaments).

2 - ***Contrôle de l'offre***

- *Numerus clausus :*

- A l'entrée des études : DK - D - FR - NL - UK.
- Accès aux études de spécialités : DK - FR - I - NL (pour certaines spécialités).
- Accès à l'exercice
  . *médecine générale :* DK (certaines régions) - IRL (certaines régions) - I (exercice/assurance maladie) - NL (certaines régions) - UK (formation spécifique - certaines régions) ;
  . *spécialités :* B (biologie) - DK - D (spécialistes dans certains Länder) - FR - I et NL (certaines spécialités) - UK (la plupart - attendre vacances de postes).

- *Autorisation préalable pour équipements lourds :* B - DK - D - FR - I - L - NL - UK.

- *Rémunération médicale :*

- Stabilisation (en pouvoir d'achat) : D - IRL - L - NL.
- Régression : B - DK - FR - I - UK.

- *Capacité hospitalière :*

- Réduction nombre de lits : B - DK - D - FR - L - NL - UK.
- Fermeture d'établissements : B - DK - D - FR - IRL - I - NL - UK.

- *Action concertée* avec médecin pour réduire dépenses :

B (médicaments - biologie - profils) - DK - D (médicaments - traitement à domicile) FR (profils) - IRL (biologie - auxiliaires - ambulances) - I (ambulances) - L (médicaments - auxiliaires) - NL (biologie - auxiliaires - ambulances - hospitalisation - limitation de la progression par enveloppe budgétaire) - UK (médicaments - hospitalisation - réduction durée de séjour).

3 - ***Transfert de certains soins hospitaliers vers la médecine ambulatoire***

DK - D - FR (personnes âgées) - IRL - I (personnes âgées) - NL (traitement de jour) - UK (personnes âgées - malades mentaux).

II - *Médecine hospitalière*

B : Les moyens financiers des hôpitaux sont réduits par des méthodes « forfaitaires ». Les médecins doivent défendre leur « outil de travail » et participer aux décisions. Ils défendent les intérêts des malades contre la collectivité des bien-portants.

DK : Faute de confiance dans les médecins, la santé « rationnée » par les politiciens ne permet pas de faire bénéficier l'ensemble de la population du progrès des techniques. Les médecins sont obligés de faire des choix pour l'accès de malades à certaines thérapeutiques. Ces choix sont moralement difficiles.

D : Des essais de rationalisation sont entrepris pour une meilleure utilisation des moyens. Les frais hospitaliers, composés surtout de frais de personnel, ont néanmoins augmenté de 8,3 % en 1982. Des mesures plus strictes sont envisagées. L'acquisition d'équipements lourds est subordonnée à l'inscription de cet équipement dans le plan d'équipement (donc financé par l'Etat).

FR : Une loi de 1983 institue un budget global, d'origine externe, en principe *bloqué* sauf modification importante et imprévisible des conditions économiques ou de l'activité médicale. Le décret d'application de la loi est paru le 12 août. La réforme sera appliquée en 1984. Il s'agit selon le Ministre d'un effort de rationalisation. La croissance des frais pour les douze derniers mois était de 21,6 % en février 1983. Beaucoup voient dans cette mesure une mise sous tutelle financière des établissements.

G : Pas de budget global hospitalier. Les dépenses hospitalières augmentent de façon dangereuse. Le budget global ne pourrait contribuer à contrôler ces dépenses sans provoquer des problèmes de responsabilité face au malade. La perspective d'une santé « rationnée » est un problème central du système de santé en crise, non seulement financière, mais aussi sociologique et politique.

IRL : Le financement des hôpitaux est centralisé : les dépenses ne doivent pas dépasser celles de 1982, malgré les 12 % d'inflation. Il y a donc réduction (sur le personnel, les heures supplémentaires, les ambulances, les frais de formation).

I : Depuis la réforme, il n'y a plus de budget, ni même de structure hospitalière. Les médecins et les établissements dépendent de l'unité sanitaire locale. Un projet tend à rétablir cette distinction.

NL : Le budget hospitalier de 1983 ne doit pas dépasser celui de 1982 majoré du taux d'inflation. Des groupes de travail définissent les priorités, établissent des protocoles thérapeutiques et recherchent une utilisation plus efficace des moyens en personnel et en matériel.

UK : Le budget hospitalier est défini chaque année dans le cadre du budget du N.H.S. entre le Ministre de la Santé et le Trésor, en fonction du P.I.B. Une répartition est faite ensuite entre les régions. La pénurie est globale, des choix prioritaires s'imposent.

ANNEXE 3

Déclaration[1] sur le contrôle du coût des soins

Le Comité Permanent des Médecins de la C.E.E. a parfaitement conscience des répercussions financières liées à l'augmentation du coût de la santé. Cependant, il rappelle que si ces dépenses de santé croissent à un rythme plus rapide que le revenu national de chaque pays membre, les raisons fondamentales en sont les suivantes :

- Modification démographique, accroissement sensible du nombre des personnes âgées.

- Progrès scientifique et diffusion du progrès technique dans toutes les régions de chacun des pays membres : le bond prodigieux des techniques a permis d'améliorer de façon considérable les moyens d'investigation et de traitement ; il a rendu curable des maladies autrefois inéluctablement mortelles ; il donne la possibilité de vivre à des handicapés ; il permet de soigner des maux autrefois considérés comme des fatalités. Il contribue à modifier la pathologie des malades. La morbidité évolue mais ne diminue pas.

- Progrès culturel : celui-ci provoque une demande accrue des soins en fonction du niveau d'éducation et d'information de la population, incontestablement il a fait baisser le seuil de tolérance à la maladie.

- Enfin, si le progrès des institutions sociales a rendu solvables pour chaque budget familial les besoins de santé, il ne les a pas créés.

En 1967, les organisations du Comité Permanent ont rédigé, et voté à l'unanimité, une Déclaration des Médecins de la Communauté Economique Européenne au sujet de l'exercice de la profession au sein de la Communauté, article 57-3 du TRAITE DE ROME.

Dans cette déclaration, jointe en annexe, les médecins de la C.E.E. soulignaient les principes fondamentaux des devoirs du médecin, mais aussi le devoir des Etats dans une société moderne correspondant au niveau d'industrialisation et d'expansion de la Communauté Economique Européenne. La conclusion de cette Déclaration était la suivante :
« Le progrès technique, base de notre civilisation industrielle, et l'expansion économique qui en est le fruit, ont pour fin naturelle, notamment grâce à une politique de santé, d'aider à l'épanouissement physique et spirituel de l'homme, de tous les hommes. »

1. Adoptée par l'Assemblée plénière de décembre 1978.

Les médecins de la Communauté Economique Européenne ne considèrent pas pour autant que tout est possible dans notre société moderne et que la Profession puisse rester indifférente aux répercussions du coût de la santé sur l'économie des Etats. Ils estiment qu'il est de leur devoir de collaborer à la recherche de mesures ayant pour but un meilleur emploi et une rationalisation des ressources consacrées à la santé, à la condition expresse que soit, en toute circonstance, respectée la liberté de prescription du médecin, défenseur naturel de chaque malade.

En effet, le médecin ne peut, dans le cadre du colloque singulier, faire prévaloir les intérêts de la société sur ceux de l'individu.
La médecine ne se conçoit pas sans la confiance réciproque entre le médecin et son malade. Cette confiance repose sur les libertés fondamentales : pour le malade, celle de choisir son médecin, et, pour celui-ci, celle de choisir les moyens d'investigation et de thérapeutique nécessaires. Cette confiance, indispensable, n'existe plus là où le secret de la confidence n'est pas scrupuleusement respecté et garanti.

Les responsabilités économiques étant le fait du Pouvoir politique, les médecins ne peuvent, sans mettre en péril l'indépendance technique et morale indispensable à l'exercice de leur profession, s'associer aux décisions économiques et politiques qui sont prises par les Pouvoirs publics en ce qui concerne le budget affecté à la santé.

Mais des avis d'experts doivent être pris avant que les responsables ne décident et, à ce stade, la profession médicale entend être consultée. Lorsque la décision est prise, la profession médicale entend également faire connaître son appréciation sur les conséquences de ces choix.

La profession médicale accepte d'assumer les responsabilités de conseiller auprès de ceux qui doivent assurer le meilleur emploi des ressources de l'assurance-maladie et du budget affecté à la Santé et, là encore, se réserve le droit d'émettre ses remarques et commentaires sur les choix ainsi réalisés.

Aussi, le Comité Permanent des Médecins de la Communauté Economique Européenne met en garde les Gouvernements contre les conséquences dangereuses des décisions qui seraient prises pour des raisons purement économiques. Il rappelle qu'une politique médicale ne peut se fonder uniquement sur les indices de prolongation de la durée de vie, mais se juge, avant tout, sur la qualité de vie que la médecine peut donner aux malades, aux handicapés, aux chroniques comme aux personnes âgées.

La fonction de la médecine est de participer, dans le présent et pour l'avenir, au perfectionnement de la vie sociale et à l'épanouissement de l'Homme. La profession médicale est prête à faire appel à la population de tous les Etats membres pour que cette mission fondamentale soit respectée par les Pouvoirs politiques des Etats.

Contenu de la formation spécifique du généraliste[1]

I - Rôle du médecin généraliste

La fonction du médecin généraliste consiste à traiter l'homme dans son ensemble et à le conseiller en toute matière touchant à sa santé, quels que soient son âge ou son sexe. Ce rôle commence à la prévention et s'étend à la réadaptation, compte tenu de la connaissance préférentielle par le médecin de l'environnement familial, professionnel et social des patients.

Dans ses fonctions, le médecin généraliste prend en matière médicale les décisions nécessaires et soigne de manière suivie les patients atteints de maladies chroniques, récidivantes ou incurables.

Chaque fois que l'état des patients le justifie, il est du devoir du médecin généraliste de leur conseiller de consulter un médecin spécialisé ou de se faire hospitaliser dans l'établissement le plus approprié ; il les assiste en s'efforçant de coordonner judicieusement leurs accès au système de soins. Il est au sein de la population considéré comme le médecin du premier recours et de la synthèse : il demeure ainsi le médecin de famille.

II - Nécessité d'une formation complémentaire spécifique

Il est apparu nécessaire que le médecin généraliste reçoive, pour remplir pleinement son rôle, en complément de la formation médicale de base, une formation spécifique qui le prépare à l'exercice indépendant de son activité.

---

1. Décision de l'Assemblée plénière du Comité Permanent des Médecins de la Communauté Européenne des 25-26 novembre 1983.

Cette formation spécifique doit être acquise, comme il en va dans toutes les disciplines médicales, par une participation personnelle du médecin candidat généraliste aux responsabilités dans le domaine diagnostique et thérapeutique, avec le concours et sous le contrôle de confrères expérimentés. Le médecin candidat généraliste doit en outre bien connaître les caractéristiques propres à la médecine spécialisée et à la médecine hospitalière. Il doit en outre acquérir les connaissances permettant à la médecine de contribuer à protéger la santé d'une population, si ces connaissances n'ont pas fait, entre autres, l'objet de sa formation médicale de base.

Cette formation spécifique complémentaire doit être orientée en toute priorité vers la symptomatologie la plus fréquemment rencontrée. Suivant l'avis des organisations médicales des pays de la C.E., cette formation doit avoir au minimum une durée de deux années. Certains pays estiment qu'elle devrait être d'une durée nettement plus longue.

III - Contenu de la formation complémentaire spécifique

Dans le cadre de la formation complémentaire spécifique, le futur médecin généraliste doit se familiariser avec :

1. La relation malade-médecin.
2. Les aspects humains et sociaux de la pratique médicale générale.
3. L'anamnèse et le diagnostic des maladies fréquentes et leur thérapeutique selon les différents âges (de la naissance à la vieillesse).
4. Les thérapeutiques de longue durée des maladies chroniques.
5. Les techniques de l'assistance médicale lors des maladies incurables et terminales.
6. Les urgences et leur traitement.
7. L'éducation pour la santé, la prévention et la réadaptation.
8. L'appréciation et l'attestation des états de santé.
9. Les possibilités d'assistance médicales, infirmières et sociales complémentaires.
10. La législation médico-sociale.
11. L'importance de la documentation (du dossier) pour la synthèse de l'histoire médicale du malade en vue d'assurer la continuité des soins.
12. L'organisation de la distribution des soins en général et l'organisation de la pratique de la médecine générale en particulier.
13. La nécessité d'une analyse critique de ses connaissances, et d'un perfectionnement tout au long de sa carrière.

La formation complémentaire spécifique du médecin généraliste doit répondre aux conditions minimales suivantes :

- Elle suppose l'accomplissement et la validation de six années d'études dans le cadre du cycle de formation visé à l'article 1er de la directive 75/363/C.E.E. du 16 juillet 1975.

- Elle comprend un enseignement théorique et pratique.

- Elle s'effectue à plein temps et sous le contrôle des autorités et organismes compétents, conformément au point 1 de l'annexe ajoutée à la directive 75/363/C.E.E. par l'article 13 de la directive du 26 janvier 1982 (82/76/C.E.E.), et ce à défaut de dispositions propres au médecin généraliste. Sous la même réserve, une formation complémentaire spécifique à temps partiel peut être autorisée par les Etats-membres lorsque, en raison de circonstances individuelles justifiées, une formation à plein temps ne serait pas réalisable. Cette formation à temps partiel doit être dispensée conformément au point 2 de l'annexe susvisée.

- Elle s'effectue dans un centre hospitalier agréé à cet effet et chez un médecin généraliste, installé en cabinet, également agréé.

- Elle comporte une participation personnelle du médecin candidat généraliste à l'activité et aux responsabilités des services en cause et du médecin généraliste agréé. Elle se réalisera suivant les systèmes, les législations et le génie propres à chaque pays.

L'ensemble des stages en centre hospitalier ou dans des établissements de soins de santé doit obligatoirement avoir un caractère multidisciplinaire pour permettre au futur généraliste d'acquérir et d'approfondir les connaissances et l'expérience appropriées pour soigner l'homme dans sa totalité.

Dans cette perspective, les stages dans des services de médecine interne, de chirurgie générale, de gynécologie-obstétrique, de pédiatrie, de gériatrie et de maladies mentales, présentent un intérêt certain.

Cette liste des stages n'est cependant pas exhaustive, ni limitative.

Mais l'esprit de la médecine générale doit s'acquérir par un stage actif important dans le cabinet d'un médecin généraliste agréé.

Déclaration sur la médecine préventive [1]

Préambule

Le Comité Permanent des Médecins de la C.E.E., réuni en session des Chefs de Délégations à Paris, les 25-26 mai 1984 :

- constatant l'intérêt croissant que l'opinion et les Pouvoirs publics portent à la prévention et à l'éducation sanitaire.

- estime nécessaire, au nom des médecins de l'Europe des Dix, et après avoir pris connaissance des rapports qui lui ont été présentés par le groupe de travail « ad hoc » sur la médecine préventive, de définir aussi clairement que possible sa position en la matière, compte tenu en particulier des travaux du Bureau régional européen de l'O.M.S. et de la Conférence de Bordeaux (14-18 novembre 1983) sur les soins de santé primaires dans les pays industrialisés.

- le C.P. tient tout d'abord à rappeler que la profession médicale européenne a participé à la création et au développement de la médecine préventive sous toutes ses formes : l'enquête qu'il a entreprise auprès de ses délégations nationales a démontré que les mesures préventives prises dans tous les Etats membres avaient reçu le plein appui du corps médical de ces Etats et avaient contribué à entraîner :

- une diminution considérable de la mortalité pré et périnatale ;
- une réduction spectaculaire des maladies infectieuses ;
- une amélioration des chances de guérison de certaines maladies ;
- une amélioration des conditions de travail.

1. Texte comportant les amendements au document CP 84/41 envoyés par les délégations nationales à la suite de la réunion des Chefs de Délégations du 25 mai 1984 et adoptés par le « groupe ad hoc » le 22 septembre 1984, et modifié par l'Assemblée plénière des 23-24 novembre 1984.

1. Le C.P. croit nécessaire de préciser, au moment où certaines conceptions nouvelles se font jour, que les actions préventives reposent sur une distinction devenue traditionnelle entre :

- la prévention ***primaire*** qui lutte contre l'origine même des maladies par immunisation, par réduction des facteurs de risque de l'environnement, et par l'éducation sanitaire (ou l'information médicale) tendant à modifier le comportement et les habitudes de vie des populations ;

- la prévention ***secondaire*** qui dépiste les maladies et leur propagation de manière précoce, notamment en suivant les populations à risque (femmes enceintes, nouveau-nés, enfants scolarisés, adultes au travail...) et accroît les chances de guérison ;

- la prévention ***tertiaire***, dont les mesures tendent à éviter les suites négatives des maladies déclarées, à prévenir aggravation et handicaps, et à réinsérer le malade dans la vie active.

2. Le C.P. observe que la médecine préventive fait partie, sous toutes ses formes et de manière inséparable, de l'action médicale quotidienne, dont elle ne constitue que l'une des dimensions. Elle est exercée par *tous* les médecins dans leurs relations avec les patients, et n'est le monopole d'aucune spécialité ou d'aucune institution. Il existe dans tous les Etats membres des médecins spécialisés dans la protection de certaines populations à risques. Mais leur action ne peut trouver sa pleine efficacité que grâce à la coopération réciproque de l'ensemble des praticiens - notamment des médecins généralistes - dont le concours à l'éducation sanitaire et à la recherche épidémiologique est indispensable.

3. Depuis quelques années se dessine un mouvement d'opinion, notamment chez les hommes politiques et les médias, tendant, à la suite notamment de l'action de l'O.M.S. et la déclaration d'Alma-Ata, à mettre l'accent, dans leurs projets et leurs actions, sur la *prévention primaire*, spécialement par l'éducation sanitaire associée souvent avec les soins de santé primaires. Certains courants d'opinion considèrent que la médecine préventive repose sur le *concept négatif* de lutte contre la maladie et déclarent redouter qu'elle ne tende pas à médicaliser la société tout entière en s'appuyant sur une autocratie d'experts. Ces opinions s'orientent vers les concepts nouveaux de *promotion de la santé*, considérée comme une notion *positive*, et d'éducation *pour* la santé. Elles invoquent l'autonomie, l'autogestion par le citoyen de sa propre santé contre l'hétéronomie des professionnels de santé et se donnent comme objectif l'amélioration de la qualité de la vie.

3.1. Les médecins des 10 pays de la Communauté ont parfaitement conscience que la prévention primaire n'est pas l'affaire des seuls médecins. Elle implique en premier lieu la responsabilité des Pouvoirs Publics à tous les échelons, notamment dans la protection de l'environnement, particulièrement menacé dans nos sociétés industrialisées, et en particulier dans la protection des populations contre une consommation excessive d'alcool et de tabac - consommation à laquelle il est regrettable que certains Etats membres aient encore malheureusement intérêt.

La prévention primaire doit d'autre part associer dans ses études et son action le personnel enseignant, les médias, ainsi que toutes les professions susceptibles d'agir sur les conditions de vie et de travail d'une population, et bien évidemment toutes les professions de santé.

3.2. Le mouvement de pensée actuel sur la *promotion de la santé*, la notion *positive* d'éducation *pour* la santé, l'auto-responsabilité de chacun à l'égard de sa propre santé, rencontre la totale adhésion des médecins, même s'il prend parfois un aspect plus ou moins conflictuel avec la médecine. Il est souhaitable en effet qu'une partie grandissante de la population ait le souci d'aller au-delà d'un système de protection sociale parfois pesant, et veuille participer à tous les niveaux, aux côtés des élus, à une amélioration de l'environnement, du milieu de vie et de travail, en vue de mieux assumer sa propre santé.

4. Le Comité Permanent trouve dans ce courant d'opinion une confirmation de l'esprit de son document sur l'économie de la santé, économie qui doit reposer sur une responsabilité, non seulement sociale, mais aussi individuelle et familiale. Il semble acquis que le changement de comportement des populations à l'égard du tabagisme, de l'alcoolisme, de l'excès de nourriture, de la drogue ne sera pas obtenu seulement par des discours éducatifs ou la répression sociale, mais ne peut venir que d'une prise de conscience des risques et d'une *amélioration du milieu de vie* par la création de nouvelles modalités d'action (les nouveaux « espaces de liberté »).

Le Comité Permanent constate le développement en ce domaine du *mouvement associatif,* auquel les médecins apportent leur concours. Il estime en définitive que cette orientation nouvelle peut être bénéfique à la santé de tous, sous les conditions suivantes :

4.1. L'éducation pour la santé, l'information par les médecins et les médias, doivent reposer sur des données scientifiques, fruits de la *recherche épidémiologique*, à laquelle tous les praticiens peuvent et doivent contribuer. Seule cette recherche peut définir les « cibles » et orienter les choix d'une prévention primaire efficace.

4.2. La *formation des médecins* et particulièrement des généralistes, cheville ouvrière des soins de santé primaires, doit faire une place plus grande à l'enseignement des différentes formes de prévention, en se gardant cependant de vouloir médicaliser le mal-être, ne tenant qu'à des composantes psychologiques et sociales (dans la mesure bien entendu où la distinction peut être faite entre ce « mal-être » et la maladie).

4.3. La volonté de nos concitoyens de vouloir davantage prendre en charge leur propre santé exige un niveau d'information et de compétence que les *médecins, experts en biologie humaine*, sont particulièrement qualifiés pour leur donner. Repousser leur concours au nom d'une fausse « autonomie », alors que la recherche biomédicale accroît sans cesse le fossé entre les connaissances communes et les avancées de la science, serait encourager le développement de pratiques empiriques ou du charlatanisme, et le recours aux guérisseurs [2].

4.4. Les médecins sont les détenteurs, non seulement d'une science et de techniques, mais encore d'une sagesse, *l'éthique médicale*, qui leur interdit de voir dans le malade un coupable, alors que l'action de militants de l'éducation sanitaire tendrait à culpabiliser ceux qui tombent malades par la « faute » de leur comportement. Formés au « doute scientifique », les médecins éviteront par leur présence les excès des « porteurs de certitude » qui laisseraient volontiers glisser l'action éducative de persuasion vers une politique coercitive.

Cette même éthique médicale impose aux médecins de défendre les droits des malades qui se confient à eux, afin qu'ils ne soient pas éventuellement victimes d'un budget de santé global, regroupant soins préventifs et soins curatifs.

5. Le Comité Permanent se doit enfin de dissiper les illusions trop répandues encore sur les économies que le développement de la prévention peut apporter en matière de dépenses de santé.

La prévention primaire agissait jusqu'ici principalement sur les maladies tenant à des facteurs externes de l'environnement, aux comportements ou au mode de vie d'une population. Certes, elle a aujourd'hui une action de plus en plus efficace sur des maladies endogènes et génétiques.

5.1. Mais la prévention *ne diminuera pas à terme les dépenses de maladie*. En prolongeant la vie, elle crée des chroniques et des vieillards

---

2. Cf. Rapport du Pr Roux sur les soins de santé primaires au Congrès de l'O.M.S.-Europe (Bordeaux, 14-18 novembre 1983).

qui seront à leur tour de gros consommateurs de soins de santé. Le vieillissement des populations entraîne un accroissement des maladies dégénératives qui relèvent de l'action médicale curative. Ce n'est donc pas une solution aux problèmes de l'économie de la santé : son coût ne se substitue pas, mais s'ajoute aux dépenses de maladie. Sa justification est tout autre : c'est l'*accroissement de la qualité de la vie.*

Cela étant, cette finalité humaine ne doit pas faire oublier, à l'actif de la médecine préventive, les effets économiquement bénéfiques de l'amélioration de la qualité de la vie sur la productivité de la population active, en raison notamment de la réduction du nombre des cas d'invalidité, de handicaps et de morts précoces.

5.2. Le Comité Permanent observe que certaines mesures préventives de dépistage d'un coût unitaire élevé sont onéreuses lorsqu'elles sont appliquées à toute une catégorie de la population, alors que leur utilité n'en concerne directement qu'une faible partie. Il importe donc de mettre celles-ci en œuvre en priorité pour des groupes à haut risque et pour des maladies décelables de manière précoce, susceptibles d'être traitées efficacement et soignées à ce stade avec de suffisantes chances de guérison. Il importe aussi qu'il y ait assez de médecins et d'équipement pour diagnostiquer et traiter les cas suspects constatés. La décision ne doit être prise que s'il y a un bon rapport coût/efficacité. L'insuffisance de moyens financiers peut conduire les pouvoirs publics à opter pour d'autres investissements.

6. Tenant compte des considérations qui précèdent, le Comité Permanent des Médecins de la Communauté Européenne déclare que les médecins des Dix pays sont toujours *prêts à accroître leur concours* à tout programme approprié de mesures étendant la médecine préventive *à la promotion de la santé et à l'éducation pour la santé.* Il charge son Président de transmettre en son nom la présente Déclaration aux instances compétentes de la Commission de la Communauté Européenne et aux membres du Parlement Européen, à l'Assemblée parlementaire et aux services compétents du Conseil de l'Europe, et au Bureau « Europe » de l'Organisation Mondiale de la Santé. Il confie enfin au Président de chaque délégation nationale le soin d'en informer l'autorité compétente et, par l'intermédiaire des médias, l'opinion publique de son propre pays.

Les 38 buts régionaux du Comité régional - Europe de l'O.M.S. : la stratégie de la santé pour tous pour l'an 2000

Eléments de réflexion[1] du Comité Permanent des Médecins de la C.E.

1. Il fallait à l'évidence une grande organisation mondiale fondée sur une coopération ne connaissant pas de frontières pour envisager l'ambitieux projet de faire accéder d'ici l'an 2000 tous les habitants du monde « à un état de santé leur permettant de mener une vie socialement et économiquement productive ». Les grands thèmes retenus :

- *la promotion de la santé* plus que la prévention des maladies,

- la santé, « *l'affaire des gens eux-mêmes* » qui doivent y participer,

- la santé fondée en outre sur *la coopération multisectorielle* des autorités et des nations,

- l'attention privilégiée aux soins de santé *primaires,*

sont des thèmes mobilisateurs, auxquels les médecins de tous les pays ne sauraient rester insensibles. Il y a déjà longtemps, dans la région Europe, que la médecine a ajouté des années à la vie, puis de la vie aux années et de la santé à la vie.

1.1. Mais quels sont les « changements » susceptibles d'apporter des améliorations à la vie en Europe ? Ils concernent, dit le Document :

- les *modes de vie,* c'est-à-dire la capacité d'adopter des modes de vie sains et de promouvoir des comportements positifs ;

---

1. Document présenté par le Président du Comité Permanent, lors de l'audition du C.P. par l'O.M.S.-Europe en décembre 1984.

- l'*environnement* qu'il faut rendre salubre en réduisant la pollution de l'eau, de l'air, des aliments et les risques liés à cet environnement, notamment dans les lieux de travail ;

- enfin les soins de santé «*appropriés*», en mettant l'accent sur les soins de santé primaires, «auxquels l'appui de soins secondaires et tertiaires est indispensable».

1.2. Un principe est rappelé : dans tous les pays, la clé de la politique de santé est «*en dehors du secteur sanitaire*», dans les mains de la population : cette politique se fera «*pour et avec les gens*».

S'agit-il réellement d'un « changement radical » de la politique de santé ? Pour peu que l'on se penche sur le récent passé de la naissance et du développement en Europe de la civilisation scientifique et industrielle, on constate que le développement de la médecine et de l'hygiène a été étroitement associé en fait au développement économique et social de chaque pays. L'amélioration de l'état sanitaire des populations a été constamment liée en premier lieu aux progrès de l'ordre et de la sécurité des personnes et des biens, puis à la toute récente disparition des famines, grâce à la possibilité de libre circulation des biens, enfin à la lutte contre les maladies épidémiques et infectieuses.

Cette guerre gagnée, nous nous trouvons confrontés aux maladies de dégénérescence - mais aussi aux maladies nées du mode de vie et du milieu secrétées par la civilisation industrielle elle-même : aux maux engendrés par la faim succèdent les maladies de «l'opulence», à l'insécurité dans un monde agricole encore proche de la nature succède l'ennui dans un monde technique trop rationnel et la recherche d'évasion artificielle, par l'alcool, le tabac, les drogues, la recherche d'activités violentes ou risquées.

La nouvelle politique de santé doit, comme les précédentes, tenir compte d'abord du développement nouveau de notre civilisation urbaine, suggérer à ceux qui la font de tenir compte davantage des réactions des gens et des besoins fondamentaux des hommes qui voudraient retrouver une nature non polluée par eux-mêmes. Ensuite vient la médecine avec ses conseils et son génie génétiques, avec son information et son éducation sanitaire, avec aussi ses soins et ses médicaments de confort, trop vite assimilés aux «drogues», qui aident «les gens» à mieux supporter le milieu, le mode de vie que «les autres» ont secrété pour eux.

1.3. Cela étant, dans l'état de crise économique et sociale que connaissent actuellement tous les pays développés et en voie de développement du monde, on peut se demander (mais nous y reviendrons) si la définition de l'état de santé adoptée par l'O.M.S. ne se réclame pas d'un idéal statique de bien-être aseptisé, qui aurait évacué un peu vite du destin de l'homme le sens du tragique.

2. Après avoir défini les thèmes de son entreprise et les principes fondamentaux de son action, l'O.M.S. propose les objectifs qui doivent permettre d'atteindre « la santé pour tous ». Les « buts » classés de 1 à 12 ne concernent en général qu'indirectement la médecine. Les solutions proposées dépendent essentiellement de l'action sociale, de celle des Pouvoirs Publics, des éducateurs (et notamment des formateurs des professionnels de santé) et bien entendu du développement économique et des valeurs culturelles de chaque pays. La médecine ne peut se désintéresser de cette action : elle peut contribuer à faire prendre conscience de leurs responsabilités à l'égard de la santé tant les citoyens que les familles, les enseignants, les pouvoirs publics. Mais c'est à ceux-ci que la responsabilité de la décision incombe essentiellement, tant au plan national qu'international.

Nous noterons cependant :

- le rôle, à développer, des conseils génétiques, face à la pathologie génétique ou congénitale, et les problèmes éthiques que soulève l'avortement sélectif des fœtus ;

- l'élimination possible, par un bon service de soins de santé primaires, de certaines maladies (rougeole, poliomyélite, tétanos du nouveau-né, rubéole congénitale, diphtérie, syphilis congénitale ou paludisme) par une surveillance épidémiologique efficace, une couverture vaccinale suffisante et l'éducation du public (but 5) ;

- le rôle préventif des soins de santé primaires dans la lutte contre les maladies de l'appareil circulatoire (but 9), contre le cancer (but 10) et contre les tentatives de suicide (but 12) ;

- les grandes différences qui existent encore dans les pays occidentaux entre les classes sociales, malgré les résultats déjà obtenus dans le domaine de la santé, en ce qui concerne l'état de santé et la durée de la vie.

3. *Santé et modes de vie*

Un problème éthique tout d'abord : il faut, dit l'O.M.S. très justement, respecter le droit des individus au libre choix de leur mode de vie et le devoir de la société de promouvoir la santé des populations.

Mais les « privilégiés » ont une plus grande latitude de choix - qui est limité par l'environnement : le développement industriel et urbain détruit les schémas culturels et le comportement des gens est déterminé par la vie quotidienne. Il faut donc « promouvoir des modes de vie sains ». La politique publique devrait être conforme aux impéraifs de santé, grâce à des comités « intersectoriels » (but 13), à un système d'appui social aux familles et aux groupes sociaux (but 14), au développement des connaissances et de motivations pour un comportement sain (groupes de pairs, d'auto-assistance - but 15). Il faut développer des comportements de santé positifs (grâce à l'urbanisme, les espaces verts - but 16) et diminuer les comportements préjudiciables à la santé (alcool, médicaments[2], drogues, conduite dangereuse, violences) par réduction de la production et de la diffusion de substances dangereuses, l'appui de groupes de pairs et d'auto-assistance, l'amélioration de la situation existentielle de sujets vulnérables, etc. (but 17). Le moins qu'on puisse dire est que tous ces remèdes ont déjà été essayés et devaient l'être, mais que les problèmes auxquels ils s'attaquent n'ont pas encore été maîtrisés.

4. *La salubrité de l'environnement*

En raison des mutations rapides des modes de vie, ce problème suppose une *gestion multisectorielle* et une politique *internationale*, en vue de surveiller, évaluer et limiter les facteurs de risques. Il faut en particulier une politique *globale* de gestion de l'eau en raison des pratiques agricoles, ainsi que des accords internationaux contraignants pour les eaux marines. Il en va de même de la lutte contre la pollution de l'air, l'hygiène des aliments,le dépôt des déchets dangereux (buts 18 à 23).

Les *logements* doivent offrir à la collectivité humaine un environnement sain et sûr, notamment pour les nourrissons, les jeunes enfants, les handicapés, les personnes âgées. Dans la région Europe, 34 % des gens disposent de moins de 8 m^2 par personne, 27 % de logements n'ont pas d'installations sanitaires, les centres des villes se dégradent et se surpeuplent. Il faut *réduire ce surpeuplement,* veiller aux émissions des moyens de chauffage, à l'évacuation des ordures et eaux usées, à l'alimentation en eau potable.

Enfin l'environnement du travail est trop souvent source de maladies et de blessures. Les travailleurs à leur compte courent le plus grand risque : la proportion de femmes s'est élevée de 30 à 40 %. Le service de santé des travailleurs devrait s'étendre au domicile si celui-ci est un lieu

---

2. Nous citons cette assimilation du médicament à la drogue qui mériterait discussion. Nous l'avons esquissée p. 80 ci-dessus.

de travail. La coordination entre le service de santé et le reste du système de soins est insuffisant ; un effort de liaison devrait être entrepris.

5. *Un système de soins basé sur les soins de santé primaires*

5.1. Depuis les 20 dernières années, dans les pays industrialisés, les progrès des techniques médicales ont augmenté le nombre des malades ayant des séquelles graves permanentes et ont amélioré leur qualité de vie. Ils ont accru le besoin de soins terminaux. A ce développement l'O.M.S. oppose la part trop restrictive réservée en Europe aux *soins de santé primaires* qui comprennent les soins médicaux de premier contact, mais aussi ceux d'autres catégories de personnels de santé (dentistes, pharmaciens, infirmières, services de soins à domicile), ainsi que l'auto-prise en charge du patient par lui-même et son entourage.

5.2. Les soins de santé primaires « doivent devenir l'ossature » du système de santé. Dans chaque pays, la décision devrait être prise de *donner la préférence,* dans les affectations de ressources, aux soins de santé primaires et de *réduire* les crédits affectés aux hôpitaux.

Il s'agit de revenir sur l'hospitalo-centrisme qui a caractérisé nos systèmes de santé depuis 40 à 50 ans. Cette proposition rencontre les thèses professées par le CP, qui a le souci de développer pleinement la fonction du *généraliste,* cheville ouvrière des soins de santé primaires. Mais on pourrait craindre que ces réductions ne viennent à priver les généralistes de l'appui indispensable des *spécialistes qualifiés* de toutes disciplines, qui *ne sont pas forcément hospitaliers.*

L'extension du rôle des généralistes et des professionnels de santé ou des travailleurs sociaux participant au service de soins primaires n'exige pas le financement d'un plateau technique coûteux, dès lors que n'est pas pratiquée une politique systématique de création de Centres de santé. A l'inverse, par contre, les spécialistes qualifiés, qu'ils soient libéraux ou salariés, ont besoin d'un plateau technique entraînant des investissements nettement plus importants.

C'est donc à l'ensemble de la *médecine ambulatoire », dont les progrès de la technologie sanitaire ont nettement accru les possiblités, que doivent être distribuées de manière préférentielle les ressources.*

5.3. La volonté de prendre dans l'immédiat comme principal objectif la prévention des maladies, le maintien et la promotion de la santé, aux dépens de « l'action contre les processus pathologiques déjà amorcés »[3],

3. Cf. exposé introductif sur la recherche.

justifie la crainte que nous avons exprimée dans notre Déclaration sur la médecine préventive, tant sur le plan éthique que juridique : il ne faut pas que la protection des bien-portants se fasse au détriment des malades.

Au reste, les médecins le voudraient-ils qu'ils ne pourraient exercer une telle option, car leur devoir, non seulement éthique mais juridique, est de dispenser aux patients qui font appel à eux des soins attentifs et conformes aux données actuelles de la science et de ne point les priver de toutes chances de guérison et de survie. Cette priorité donnée dans tous les cas à la prévention primaire en réduisant les moyens dont disposeront dans l'avenir les soins spécialisés, ne risque-t-elle pas de porter préjudice au maintien et au développement de la prévention secondaire et tertiaire dont l'utilité pour la qualité de la vie des malades et des chroniques n'est plus à démontrer ?

5.4. ***Les soins de santé primaires*** (s.s.p.)

Ce concept prend en effet une dimension nouvelle : il ne s'agit pas seulement des soins de premier recours ou du premier contact avec le système de santé, dans une acception un peu limitative des services médicaux démandés par les gens. Il s'agit aussi des soins des autres professions médicales ou des autres catégories de professionnels de la santé, telles que les dentistes, les pharmaciens, les infirmières, etc. Il faut y ajouter en outre les services de soins à domicile, ainsi que (notion plus nouvelle encore) les soins « auto-dispensés » ou dispensés par la famille et l'entourage. Enfin ce concept s'étend aussi à ce que « les secteurs hors santé » (éducation, logement, transports, industrie par exemple) peuvent faire pour améliorer ou léser la santé des populations. Cette notion extensive correspond à l'expérience vraie des médecins praticiens - qui de plus en plus d'ailleurs entretiennent des contacts et créent des organisations communes avec les autres professions de santé.

D'autre part l'éthique médicale et la jurisprudence conduisent les médecins à faire reposer leur intervention sur le consentement lucide et éclairé du malade ou de sa famille. La déontologie leur recommande toutefois de le faire avec prudence, d'informer le malade « de manière appropriée », dans son intérêt même, en tenant compte de son niveau de connaissances, de son état psychologique, et afin que l'information reçue n'ait pas une mauvaise influence sur le processus même de la maladie.

Cette obligation de réserve est sans doute à la base de la mise en cause, dans une partie de l'opinion publique, de ce qu'il est convenu d'appeler « le pouvoir médical ». Les auteurs du Rapport ne sont pas loin de la faire leur, dans la page 54. Après avoir observé que « la majorité des soins est auto-dispensée ou fournie par l'entourage », le rapport ajoute en effet : « Malheureusement ce fait est trop peu reconnu officiellement par les professionnels de la santé, les planificateurs et les politiques. Il en résulte que *les individus et les familles ne reçoivent pas suffisamment d'informations pour opérer des choix éclairés* ou pour *participer sur un pied d'égalité* avec les *professionnels de la santé aux décisions* concernant leur propre santé. » La *réorientation importante du système de santé,* appelée par la recherche de la santé pour tous, supposerait dont en particulier que l'on mette davantage l'accent sur « *la reconnaissance formelle du rôle accru* que les *individus,* les *familles* et les collectivités *peuvent* jouer, *souhaitent* jouer et *devraient avoir la possibilité de jouer* dans les questions en rapport avec la *santé.* »

En réalité, il s'agit moins d'une réorientation que de l'accentuation d'une évolution déjà en cours dans les relations médecins-patients. L'élévation du niveau général de l'instruction, la publication fréquente, tant par la presse écrite que la presse audiovisuelle d'informations médicales, l'intérêt porté à ces problèmes par l'ensemble de l'opinion permettent aux médecins d'entreprendre un *dialogue* généralement utile avec leurs patients comme avec les familles, ou les groupes tels que les associations de parents d'élèves, les groupes d'auto-assistance de malades ou d'anciens malades. Toutefois, il serait peu conforme à l'intérêt des « gens » de leur laisser croire, avec l'appui de l'O.M.S., qu'ils peuvent atteindre à un niveau d'information les mettant *« sur pied d'égalité »* avec des professionnels ayant subi dix ans de formation initiale, suivie généralement d'une formation spécialisée et d'une formation continue.

Enfin les médecins ne sont nullement opposés à ce que soient reconnus les soins « auto-dispensés » ou fournis par l'entourage du malade. Ils estiment très utile que les malades prennent part eux-mêmes à leur auto-observation comme à leur traitement et assument dans l'avenir davantage la responsabilité de leur propre santé, en particulier en participant davantage au financement des soins requis par leur état, alors que la limitation actuelle des budgets sociaux risque de les priver dans un proche avenir des progrès de la technologie médicale sur le plan diagnostique ou thérapeutique. Il serait souhaitable cependant que les soins « auto-dispensés » ou dispensés par l'entourage suivent le diagnostic de la maladie plus qu'ils ne le précèdent ou ne le remplacent, et que d'autre part le malade informé par son médecin des origines d'une pathologie due à son comportement et à son mode de vie (alimentation, excès d'alcool, tabac, sédentarité, accidents, etc.) ait le courage de s'attaquer aux racines du mal, plutôt que de recourir à des médications de confort auto-prescrites et dénuées de toute véritable efficacité.

Ce rôle entre certes dans la mission d'éducation sanitaire du praticien à l'égard du patient et de sa famille, et sans doute le médecin pourra-t-il y être aidé par les conseils de psychologues ou d'éducateurs au cours de sa formation initiale ou continue. Mais il est surtout important que le praticien dispose dans son exercice du temps nécessaire et que son action ait été préparée par les enseignants, les familles, les médias et les groupes d'auto-assistance - et par l'appui apporté par la société aux catégories les plus défavorisées (chômeurs, ethnies minoritaires, personnes âgées, migrants, etc.). L'ensemble des mesures préconisées par le rapport seront autant d'aides précieuses à l'action éducatrice du médecin qui, sans elles, aurait sans doute de grandes difficultés à se faire entendre.

5.5. *Le système de santé fondé sur les s.s.p.*

Le CP approuve les buts 28 et 29 du rapport sur le contenu des s.s.p. et le système de soins de santé primaires fondé sur une coopération entre l'équipe soignante, les individus, les familles et les groupes d'auto-assistance (pour personnes âgées, incapables, chroniques, alcooliques, toxicomanes, ethnies minoritaires, migrants). Les professionnels de santé doivent certes coopérer également avec psychologues, sociologues ou éducateurs. A l'intérieur du groupe des professionnels, des échanges de vue réguliers doivent s'instaurer, notamment entre généralistes, hospitaliers, infirmières, travailleurs sociaux, physiothérapeutes et services de soins à domicile. Le « but 28 » propose de définir des structures constituant des *« unités de s.s.p. »* offrant des programmes complets de soins intégrés dans un cadre extra-hospitalier et (dit le rapport) *« à domicile et dans des centres de santé »*. Le but 26 oppose ces équipes de s.s.p. « bien coordonnées » existant dans certains pays à la situation de fait existant dans d'autres pays où généralistes, infirmières, etc. opèrent *seuls* de leur côté, les soins secondaires et tertiaires étant dispensés par des spécialistes *exerçant* également *seuls* dans leur cabinet. Le « but 26 » souhaite que des échanges de vues avec les organisations professionnelles de médecins, d'infirmières, etc. permettent de se faire une idée claire du contenu dans chaque pays du s.s.p. - et du genre de personnel intéressé - et des structures fonctionnelles à créer.

Ces échanges de vues nous semblent en effet nécessaires, mais l'opposition faite par le document entre « les équipes bien coordonnées » de certains pays avec leur centre de santé, et les praticiens exerçant « seuls » peut rendre difficile la compréhension entre la plupart des médecins libéraux des pays occidentaux et l'O.M.S.-Europe.

Nous ferons à cet égard, pour organiser le débat, les observations suivantes :

- Il ne semble pas nécessaire, pour créer un système de santé fondé sur des s.s.p., de mettre *dans du béton* des *« équipes bien coordonnées »*. Le béton des centres de santé coûte cher, fixe inutilement des structures qui doivent rester souples. Quant aux équipes constituées, elles exercent selon des horaires fixes les rendant peu accessibles aux patients. Leur « constitution » s'oppose à l'*exercice du libre choix* du praticien par le malade, libre choix qui est cependant à la base des rapports de confiance et des relations interpersonnelles sans lesquels la communication, l'information et l'éducation sanitaire de l'individu et de la famille ne peuvent convenablement s'entreprendre.

- Les praticiens exerçant « seuls » ou « en groupe » peuvent parfaitement cependant créer un *réseau de relations permanentes* avec l'ensemble des membres de l'équipe soignante (services des soins à domicile et travailleurs sociaux compris), même si dans chaque cas particulier les membres de cette équipe sont appelés à changer, par l'exercice du libre choix.

- Il n'est *pas nécessaire de créer des structures juridiques lourdes* pour organiser cette unité vivante, qui réside plus dans la volonté d'exercer en commun, dans une conception globale des services à rendre à chaque individu comme à chaque famille.

- Les délégués des associations médicales nationales des dix Pays membres de la Communauté européenne, dont les délégations composent le CP, ne manqueront pas, chacun pour ce qui le concerne, d'exposer les divers types de solutions réalisées ou expérimentées dans leur propre pays. Les exemples, en particulier anglais et français, montrent que les équipes de soins de santé primaires instituées à l'initiative et sous la responsabilité de médecins indépendants constituent dans ces pays la tendance dominante.

5.6. *La qualité des services fournis*

Le but 31 propose que cette qualité fasse l'objet d'une évaluation régulière et propose une méthode qui ne porte pas seulement sur l'aspect technique, mais mesure également « l'innocuité, l'efficacité de la thérapeutique et l'acceptabilité par les malades ». Le commentaire insiste sur le fait que la qualité ne repose pas nécessairement sur le recours à des soins sophistiqués et coûteux. Il importe au contraire de protéger le malade contre des soins « désagréables » ou « agressifs » - en tout cas inutilement « technicisés ». Parmi les solutions suggérées, retenons la participation, aux côtés des chercheurs et des « prestateurs » de soins, des autorités sanitaires et des consommateurs. Il faut mettre les patients en mesure de prendre des « décisions éclairées », en les informant mieux sur les traitements proposés, mais aussi sur les autres thérapeutiques possibles.

Il y a sur l'évaluation de la qualité des soins un large consensus des médecins. Les problèmes se posent quant à la méthode à suivre - méthode déjà expérimentée en ce qui concerne les soins hospitaliers, mais encore objet de recherche en ce qui concerne les soins en médecine ambulatoire. Toutefois les commentaires du rapport sur ce problème appellent trois observations :

1. Le progrès des techniques médicales passe en général par une *phase plus « sophistiquée »* et plus « coûteuse » que la méthode antérieure. Sa *banalisation,* sa diffusion ne manquent pas rapidement de le rendre plus accessible et plus acceptable. Cela ne veut pas dire - et les médecins en conviennent - que tout ce qui est sophistiqué et coûteux soit un progrès. L'évaluation a justement pour objet d'en juger - mais non d'en « préjuger ».

2. La *médecine dite « douce »,* généralement peu scientifique, est trop souvent à terme cruelle pour le patient qu'elle prive, au moment opportun, des bienfaits du progrès technique. C'est pourquoi les médecins se méfient lorsqu'ils trouvent, parmi les critères de l'évaluation, le caractère *« agréable »* d'une méthode ou son *« acceptabilité ».* Il peut y avoir là une regrettable démagogie, le patient n'étant pas capable de connaître les bienfaits à terme d'une technique plus « agressive » que la technique traditionnelle.

3. Il semble qu'il y ait une certaine corrélation entre le caractère plus agressif des techniques médicales modernes et leur efficacité. N'est-ce point en définitive cette efficacité qui constitue l'objectif essentiel ? Le développement ultérieur d'une méthode scientifique ou technique permet d'ailleurs d'atténuer cette « agressivité » initiale.

C'est pourquoi en définitive les médecins acceptent volontiers de se faire évaluer par leurs pairs, accompagnés de chercheurs et des autorités sanitaires - mais estiment que les *non médecins* (qu'ils soient administratifs ou représentants des patients) *ne sont pas qualifiés* pour compter parmi *les juges.* Leur avis ne peut être recueilli qu'à titre consultatif.

5.7. *Politique publique conforme aux impératifs de santé*

A plusieurs reprises (but 13, mais aussi but 18, but 30 et but 37), le rapport observe très justement que la santé d'une population ne dépend pas uniquement du secteur santé : il faut un appui « intersectoriel » pour la promotion de modes de vie sains, contre des industries de produits nocifs bénéficiant de subventions. Des conseils *« intersectoriels »* devraient déterminer l'influence sur la santé de certaines politiques financières ou fiscales. Une politique *« multisectorielle »* devrait mesurer les facteurs de risques sur l'environnement des mutations dans les modes de vie et de travail. Une « structure permanente » devrait permettre au secteur santé d'influencer l'action des autres secteurs (tels que le logement, l'eau, l'alimentation, l'éducation, les transports, etc.), grâce à des contacts avec les architectes, les enseignants, les économistes, les ingénieurs, et à des études « coûts/avantages » des actions en faveur de la santé. Ces perspectives sont hautement louables et les médecins ne peuvent que s'associer à de tels projets - avec cependant un certain scepticisme que les travaux du Congrès de Bordeaux n'ont fait que confirmer. Que pèsent en effet les considérations sanitaires face aux ministères de la Défense, de l'Economie, des Finances, de l'Agriculture d'un pays, face en outre aux contraintes économiques d'un monde en crise, lorsque les intérêts vitaux d'une population sont en jeu ? Nous rappelons ce que nous avons déjà dit ci-dessus en 1.3. sur la définition de la santé par l'O.M.S.

6. *La recherche*

Proposant - peut-être un peu vite - de faire la pause en ce qui concerne l'acquisition de connaissances « pour agir sur les processus pathologiques déjà amorcés », le Rapport suggère que dans l'*immédiat* la recherche porte *en priorité* sur les facteurs entrant en jeu dans la prévention des maladies et la promotion de la santé. Certes cette recherche porte d'abord sur une meilleure compréhension des processus de fécondation, de croissance, de biologie moléculaire, des maladies de dégénérescence et des problèmes génétiques. Mais elle entend ne pas se borner uniquement aux sciences biomédicales et aborder les interactions entre la psychologie, la socio-économie, les questions culturelles, la santé et la maladie. Il faut encourager les recherches « en faveur de la santé », sans transgresser les lois de l'éthique médicale - et notamment le principe fondamental que rappelle l'introduction du Rapport : dans tous les pays la promotion de la santé est *entre les mains de la population.* Elle doit se faire *pour* et *avec* les gens. Il faut renforcer leur capacité à *choisir eux-mêmes* un mode de vie sain - c'est leur affaire et ils doivent y participer.

Mais le rapport propose un objectif de recherche qui va au cœur du problème : des études doivent être entreprises sur le point de savoir *pourquoi des individus conscients de leurs actes continuent à mettre en péril leur propre santé par un usage excessif de boissons alcoolisées, de tabac, par la prise de risques* au volant par exemple ? S'agit-il ou non de modifier les méthodes de diffusion des informations au public, ou d'une question plus fondamentale ?

C'est bien selon nous d'une question fondamentale qu'il s'agit : *la santé est-elle le premier des biens ?* Oui certes dans l'ordre des moyens, car toute action dépend de la possibilité physique et mentale de l'accomplir. Non peut-être *dans l'ordre des valeurs* aux yeux de beaucoup. C'est là un sujet capital de recherche, sous l'angle culturel, mais il conduit à remettre en cause une définition de la santé liée au bonheur individuel de chacun. L'histoire prouve que l'homme, qu'il le veuille ou non, doit souvent subordonner non seulement sa santé, mais même sa vie, à des tâches considérées comme hiérarchiquement supérieures, soit au plan de l'éthique personnelle, soit au regard des valeurs sociales dominantes. Les religions, les idéologies ont leurs saints et leurs martyrs, les nations leurs héros, des artistes se sacrifient à leur œuvre, des militants à leur mission. Chacun doit rester libre, dans une démocratie, de ne pas placer cet état de bien-être physique, mental et social que l'O.M.S. appelle la santé au niveau des valeurs suprêmes, à condition bien entendu que son comportement ne porte pas préjudice à la santé de ses concitoyens.

Le *rôle du médecin* ne peut être que de respecter ce choix, dès lors que celui qui l'exerce est pleinement informé et conscient des conséquences que son comportement peut avoir à plus ou moins long terme sur sa santé personnelle.

Charte[1] des médecins salariés

Le médecin ne peut accomplir son devoir éthique essentiel consistant à :

- orienter son activité exclusivement pour le bien du malade et le maintien ou le rétablissement de sa santé :
- sans faire aucune discrimination selon la religion, la nationalité, la race, l'idéologie politique et la situation sociale de ses malades,

que s'il peut exercer sa profession sans pression ni contrainte économique, en toute indépendance professionnelle.

En ce qui concerne le médecin salarié, travaillant dans une institution de santé ou un établissement public ou privé auquel il est lié par un rapport de louage de services public ou privé, les garanties suivantes sont indispensables :

- Il est libre dans ses décisions médicales à l'égard de toute instruction d'un supérieur hiérarchique non médecin ; en tant que médecin, il ne relève que de sa science médicale et de sa conscience.
- Le secret médical s'applique aussi vis-à-vis de l'employeur.
- L'employeur doit mettre à sa disposition les équipements et le personnel assistant nécessaires pour que le médecin puisse accomplir efficacement les fonctions médicales qui lui sont confiées.
- Sa situation sur le plan social et sur celui du droit du travail doit être protégée de telle sorte qu'il puisse prendre ses décisions professionnelles sur la base exclusive des principes éthiques énoncés, sans encourir le risque de perte d'emploi, de réduction du secteur d'activité ou de pression économique.

---

1. Rédigée par Me Hess à la suite de la réunion « Médecins salariés » du 21 septembre 1984 adoptée, après modification, par l'Assemblée plénière des 23-24 novembre 1984. Traduction (original allemand).

- Le droit à un perfectionnement post-universitaire régulier, nécessaire à l'entretien d'une qualification professionnelle, doit être assuré.

I - Indépendance professionnelle du médecin salarié

Pour garantir l'indépendance professionnelle du médecin salarié, les conditions suivantes doivent être remplies :

1. Le contrat de travail doit définir le contenu des fonctions confiées au médecin.
2. Le contrat de travail doit garantir que le médecin, dans l'exercice de ses fonctions, doit être indépendant des instructions de l'employeur dans ses décisions professionnelles médicales, et ne dépend que de sa science médicale et de sa conscience, sans préjudice de la responsabilité d'un médecin dirigeant chargé de l'organisation et de la délivrance des soins de santé aux personnes d'une institution de santé.
3. Le médecin ne doit pas être soumis à un contrôle professionnel par des personnes non médecins. Les médecins en cours de formation et de spécialisation sont placés sous la surveillance professionnelle du médecin dirigeant responsable.
4. Le médecin salarié doit bénéficier d'une protection contractuelle ou légale contre le licenciement, de manière à assurer son indépendance professionnelle.
5. L'employeur n'a pas le droit de prononcer des mesures disciplinaires contre des médecins salariés pour fautes médicales. Ceci est exclusivement de la compétence des Ordres des médecins ou, à leur requête, des juridictions professionnelles.
6. En cas d'avis différents entre médecins, et pour autant qu'ils ne concernent que des questions médicales ou professionnelles, ce n'est pas à l'employeur de décider. Dans la mesure où ces différences ne peuvent être résolues, il y a lieu de recourir à l'Ordre des médecins ou à une commission médicale d'arbitrage.
7. Le médecin salarié ou le médecin dirigeant d'un service ou d'un établissement de santé doit avoir la possibilité de s'adresser directement et sans l'entremise de tierces personnes à la direction d'une entreprise pour lui soumettre des problèmes techniques professionnels.

II - Respect du secret professionnel

Le secret professionnel imposé au médecin dans l'intérêt exclusif du malade s'applique également vis-à-vis de l'employeur ou de l'administration.

Les dossiers médicaux ne doivent être conservés que sous la

responsabilité du médecin. Le médecin doit faire le nécessaire pour que l'accès aux dossiers médicaux reste réservé aux personnes dont l'activité est directement rattachée à sa sphère de responsabilité et qui, en qualité de confrères ou d'aides professionnels, sont également tenues au respect du secret professionnel. Ceci s'applique aussi lorsque les dossiers médicaux sont la propriété du gestionnaire d'un établissement de santé.

Aucun dossier médical ne peut être remis, ni aucun renseignement fourni à des tiers, sans le consentement du médecin responsable et sans l'accord du malade.

III - Mise à la disposition d'équipements et de personnel

L'employeur doit mettre à la disposition du médecin salarié les équipements et le personnel assistant nécessaires pour l'accomplissement normal de ses fonctions. En outre, et compte tenu de sa responsabilité exclusive et personnelle en matière de soins médicaux, le médecin concerné doit avoir un droit d'intervention dans les domaines suivants :

- Choix et achat de matériel technico-médical.
- Etablissement et modification du tableau des emplois d'un service ou établissement de santé, etc.
- Embauche, mutation ou licenciement de collaborateurs médicaux et non médicaux.
- Pouvoir de donner des instructions professionnelles aux collaborateurs.

IV - Protection sociale et économique

L'indépendance professionnelle du médecin salarié est mise en danger si son existence matérielle n'est pas suffisamment assurée.

Il est donc indispensable :

1. D'accorder au médecin pour l'accomplissement de sa mission une rémunération équitable tenant compte de sa responsabilité et de sa fonction.
2. D'assurer au médecin et à sa famille une couverture suffisante des risques de maladie, d'accident du travail et d'invalidité, ainsi qu'une pension de retraite et de reversion adéquate.
3. De donner au médecin la possibilité d'une assurance suffisante couvrant les risques de la responsabilité civile professionnelle inhérents à l'accomplissement de sa mission.

Il ne devrait pas être interdit au médecin d'exercer une activité secondaire dès lors que celle-ci ne porte pas atteinte aux intérêts du service.

V - Formation continue

La déontologie médicale prévoit l'obligation pour chaque médecin de perfectionner régulièrement l'état de ses connaissances et de son expérience professionnelles, afin de l'adapter à l'évolution de la science et de la pratique médicales. Pour donner au médecin salarié la possibilité de cette formation continue, il est indispensable :

1. De donner au médecin la possibilité de participer aux séminaires de perfectionnement de son choix, sans que cela puisse entraîner une réduction de son congé annuel ou de son salaire.
2. De donner au médecin la possibilité d'avoir accès à la littérature de référence concernant son activité professionnelle.
3. De permettre un échange régulier d'informations entre les médecins d'un établissement de santé.

VI - Contrats

Les droits et les obligations du médecin salarié doivent être fixés dans un contrat écrit, ceci dans la mesure où ces questions ne sont pas réglées directement par des dispositions légales ou des conventions collectives. Les clauses du contrat doivent respecter les principes ci-dessus énoncés. Tous les contrats concernant l'activité médicale devraient, préalablement à leur conclusion, être soumis à l'Ordre des médecins ou à un organisme similaire.

Charte[1] des médecins hospitaliers

Le comité Permanent considère que dans le but de faciliter la libre circulation des Médecins hospitaliers dans la Communauté Européenne, un minimum de règles déterminées régissant l'activité des médecins hospitaliers doivent être respectées dans chaque Etat-membre.

Les principes stipulés dans la Charte des Médecins hospitaliers ci-dessous devraient être respectés par la législation et les dispositions particulières à chaque pays.

Si, dans un ou plusieurs pays, des différences fondamentales existaient, la libre circulation serait comprise.

Préambule

Le Médecin hospitalier est soumis comme tout autre Médecin aux règles de l'éthique médicale et à la déontologie générale de la médecine, établies par la profession médicale. Le Médecin hospitalier est responsable de son activité médicale sur le plan juridique, conformément aux règles existantes dans chaque Etat-membre. Cette qualité essentielle serait détruite si le Médecin hospitalier perdait son indépendance matérielle, technique et morale.

Ces considérations conduisent à définir la Charte ci-dessous, qui s'applique à tous les Médecins donnant des soins dans un hôpital, quel qu'en soit le statut et quelle que soit la nature des liens existant entre le Médecin et l'hôpital.

1. Adoptée à Luxembourg en avril 1967, révisée et adoptée à Paris par l'Assemblée plénière des 22-23 novembre 1985.

Charte

Indépendance et responsabilité

Le statut du Médecin hospitalier doit en premier lieu viser à garantir son indépendance professionnelle. Celle-ci n'est pas un privilège du médecin, mais un droit indiscutable du patient. Par conséquent, les règles suivantes doivent être respectées :

1. Il faut reconnaître l'indépendance du Médecin hospitalier concernant le diagnostic et le traitement des malades hospitaliers auxquels il doit assurer en tant que Médecin responsable et compétent, des soins efficaces, selon sa conscience et les données acquises de la science [2]. Ces soins ne doivent pas être soumis, sur le plan professionnel médical, à la surveillance de personnes non Médecins.

2. L'organisation des services médicaux (dienst, unit department... le terme devant être adapté selon les langues), ainsi que la formation des candidats Médecins hospitaliers, doit faire partie de la responsabilité des Médecins hospitaliers.

3. La quantité et la qualité de l'équipement et du personnel auxiliaire mis à la disposition du Médecin hospitalier doivent être d'un niveau compatible avec la nature des soins dont la responsabilité lui incombe. Compte tenu de cette responsabilité, le Médecin doit avoir le droit d'intervenir dans les domaines suivants : choix et achat de matériel technico-médical, établissement et modification du tableau des emplois d'un service ou établissement de santé, embauche, mutation ou licenciement de collaborateurs médicaux et non médicaux. Il doit avoir le droit de donner des instructions professionnelles à ces collaborateurs.

Si le patient relève de techniques de soins dont ne dispose pas le Médecin, celui-ci doit avoir la possibilité et la responsabilité médicale de demander le transfert du patient dans un département ou un établissement en mesure de dispenser les soins nécessaires.

4. Les médecins hospitaliers doivent avoir une influence effective sur la gestion des hôpitaux. En outre et pour garantir au patient des soins de la meilleure qualité possible, tous les médecins exerçant une activité médicale dans l'hôpital ont le droit et le devoir de contribuer à cette gestion selon une procédure dépendant de la nature des liens qui les rattachent respectivement à cet établissement.

---

2. Compte tenu des normes hiérarchiques éventuelles de chaque nation.

Le secret médical

Le secret médical est une obligation qui doit être observée par le Médecin hospitalier dans l'intérêt du patient, et qui doit être respectée par l'administration hospitalière. Les dossiers médicaux ne doivent être conservés que dans la sphère de responsabilité du Médecin. Le Médecin doit faire le nécessaire pour que l'accès aux dossiers médicaux reste réservé aux personnes dont l'activité est directement rattachée à sa sphère de responsabilité, et qui, en qualité de confrères ou d'aides professionnels, sont également tenues au respect du secret professionnel. Ceci s'applique aussi lorsque les dossiers médicaux sont la propriété du gestionnaire d'un établissement de santé.

Aucun dossier médical ne peut être remis, ni aucun renseignement fourni à des tiers, sans le consentement du Médecin responsable.

Relations Médecin-patient

Il est souhaitable que les structures hospitalières permettent, autant que possible aux patients de choisir librement leurs Médecins.

Formation médicale continue

Puisque la formation médicale continue bénéficie au malade, elle est un droit pour chaque Médecin qui devrait être encouragé et aidé à exercer ce droit. Tout Médecin a le droit et la responsabilité de maintenir sa compétence médicale et scientifique à un niveau correspondant à l'état actuel des connaissances médicales, et de faire avancer ses connaissances médicales grâce à ses propres activités.

C'est pourquoi des dispositions adéquates doivent être prises pour que le Médecin hospitalier puisse mener une activité de recherche, notamment clinique, entretenir sa formation médicale et, si possible, la perfectionner. L'éthique médicale l'exige. Pour donner au Médecin hospitalier la possibilité de cette formation continue, il est indispensable :

1. de donner au Médecin la possibilité de participer aux séminaires de perfectionnement de son choix, sans que cela puisse entraîner une réduction de son congé annuel et de son salaire ;
2. de donner au Médecin la possibilité d'avoir accès à la littérature de référence concernant son activité professionnelle ;
3. de permettre un échange régulier d'information entre les Médecins d'un établissement de santé.

Conditions de nomination et d'exercice des Médecins

Une garantie essentielle de l'indépendance des Médecins hospitaliers réside dans les conditions de leur nomination. Celle-ci peut faire l'objet d'une négociation individuelle ou collective. D'autre part la procédure doit comporter la publication de la vacance du poste.

Le choix doit reposer sur la compétence, en écartant tout préjugé, quel qu'en soit le motif. Les qualifications médicales du candidat doivent être appréciées par des Médecins ayant une compétence professionnelle d'un niveau approprié, et la sélection opérée par un comité composé d'une majorité de Médecins.

Les titres médicaux, scientifiques et universitaires, les qualifications et la compétence doivent correspondre au poste à remplir.

Les conditions d'emploi doivent garantir la stabilité des fonctions des Médecins, ainsi que leur indépendance économique et leur protection sociale.

Les Médecins hospitaliers ont droit à une rémunération correspondant aux services rendus aux patients de l'hôpital concerné.

Conclusion

Alors que l'on ne dispose pas encore de lois ou de conventions applicables à tous les Etats-membres de la Communauté Européenne, le Comité Permanent considère que les lois et conventions propres à chaque Etat-membre devraient respecter le minimum de garanties définies dans cette Charte en ce qui concerne l'activité des Médecins hospitaliers.

Pour une coordination européenne des mesures de programmation du nombre des étudiants en médecine dans la C.E.E. [1]

I - La démographie médicale et son évolution

Nous extrayons du document élaboré par l'Office statistique de la C.E. [2] à la demande du Comité des Hauts Fonctionnaires de la Santé Publique, les données qui suivent :

	D	F	I	NL	B	L	UK	IRL	DK	GR
			Nombre de médecins (Tableau 1)							
1960	79 350	44 954	81 165	12 809	11 388 [1]	314	59 600	2 952	5 525	10 424
1975	118 726	80 954	123 860	21 892	17 549	400	81 370		9 900 [3]	18 421
1981	142 934	113 026	190 196	28 037	23 932	564	94 304 [2]	4 440 [2]		24 469
1982			202 858	28 807	24 831	605			12 120	
			Habitants par médecin (Tableau 2)							
1960	703	1 021	621	902		1 003	885	961	831	803
1975	519	652	448	627	559	901	688	856	560	494
1981	432	479	297	526	412	648		773		395
1982	345 [1]	380 [1]	280	498	397	604	620 [1]	680 [1]	422	
			Chiffre moyen communautaire :				395 [2] (prévision)			

1. *British Medical Journal,* 5-5-1984. 2. Année 1980. 3. Année 1976.

1. Document C.P. 85/97 envoyé par le Comité Permanent des Médecins de la Communauté Européenne à la Commission de la C.E., ainsi qu'aux délégations nationales, le 9 octobre 1985.
2. Nombre de médecins dans les pays-membres de la C.E. (juillet 1984).

Observations

Par médecin, il faut entendre :

1. Pour l'Allemagne, la France, le Danemark : les médecins en activité (libéraux et salariés), les dentistes étant exclus[3].

2. Pour l'Italie, les Pays-Bas, le Luxembourg, le Royaume-Uni, l'Irlande : les médecins autorisés à exercer (les dentistes faisant partie des médecins en Italie).

3. Pour la Belgique : les médecins ayant une activité clinique.

Le tableau ci-avant montre une progression accélérée du nombre des médecins dans tous les pays-membres depuis 1960. « En 20 ans, de 1965 à 1985, l'effectif des médecins de la C.E. aura plus que doublé »[3]. Cette progression est indépendante de la croissance de la population communautaire qui n'a augmenté que de 0,4 % par an (la croissance annuelle des médecins étant de 4,3 %)[3]. Mais le coefficient d'accroissement est assez différent d'un pays à l'autre. Nous extrayons du British Medical Journal du 5 mai 1984[4] le tableau suivant :

Démographie médicale de 1960 à 1982 (Tableau 3)

	1960	1982	*Coefficient Multiplicateur*
B	*11 380*	*26 000*	*2,28*
D	*79 350*	*178 000*	*2,24*
DK	*5 525*	*13 000*	*2,35*
F	*45 000*	*143 000*	*3,18*
IRL	*3 000*	*5 000*	*1,66*
I	*80 350*	*200 000*	*2,50*
L	*319*	*567*	*1,78*
NL	*12 800*	*28 000*	*2,19*
UK	*59 600*	*90 000*	*1,50*

Il est intéressant de comparer ce tableau avec celui du nombre d'habitants par médecin (tableau 2) en retenant les 4 pays où le nombre d'habitants par médecin est le plus faible et les 4 pays où le coefficient multiplicateur est le plus élevé.

---

3. *Cahiers de Sociologie et de Démographie Médicales,* avril-juin 1981.
4. *Medicine in the European Communities,* Dr Roger Brearley.

Pays où le nombre d'habitants par médecin est le plus faible		Pays où le coefficient multiplicateur est le plus élevé	
I	280	F	3,18
D	345	I	2,50
F	380	DK	2,35
B	397	B	2,28

Pays se trouvant dans les deux tableaux : F - I - B

II - Pays-membres à forte densité et à coefficient multiplicateur élevé (France, Italie, Belgique)

France

Depuis 1979, les premières inscriptions à l'Ordre tendent à se réduire lentement [5].

1979	9 015	1982	8 368
1980	8 715	1983	8 460
1981	8 542		

Ce phénomène est en relation étroite avec la décroissance du nombre des doctorats délivrés chaque année par les Facultés de médecine, cette décroissance étant elle-même liée à l'institution, en octobre 1971, du numerus clausus au début des études médicales. Le nombre des entrées en seconde année est fixé chaque année par le Gouvernement en fonction des capacités de formation et des besoins estimés de la population. La sélection se fait par concours. Le nombre d'étudiants reste élevé (plus de 8 000) jusqu'en 1978. La décélération ne date que de 1979. Jusque-là, l'expansion numérique de la profession médicale est redevable pour sa plus grande partie à l'afflux des promotions nombreuses de diplômés, mais aussi à la diminution des décès et des départs en retraite due au rajeunissement du corps professionnel. Le taux d'accroissement annuel de 59,1 ‰ en 1979 s'abaisse à 50,2 ‰ en 1980 et à 45,2 en 1983. La décrue démographique s'est amorcée depuis quelques années, et si la profession médicale continue à augmenter, elle le fait à un rythme de moins en moins rapide [5]. La période 1979-1984 est bien celle de la *décélération de la croissance.* Rappelons que le nombre des entrées dans les études médicales a été réduit à 5 000 en 1983-1984.

5. Cf. *Cinq ans d'évolution démographique de la profession médicale : 1979-1984,* C.N.O., novembre 1984.

Italie

Il n'y a pas de limitation à l'entrée dans les études médicales. Quelques chiffres tout d'abord actualisant les données des dernières statistiques européennes : en 1985 le nombre total des médecins inscrits à l'Ordre était de 240 000 diplômés. La croissance du corps médical par rapport à 1970 est de *150 %,* alors que dans le même temps la croissance de la population est de *6 %.* Il y aura en 1985 *1 médecin pour 230 habitants* (rappelons que la moyenne communautaire pour 1980 est de 395).

Dans tous les autres pays de la C.E. (à l'exception de la Belgique) existe un numerus clausus pour l'entrée dans les études de médecine. Aussi beaucoup d'étudiants qui n'ont pu s'inscrire dans leur pays viennent-ils chercher en Italie le diplôme qui leur permettra d'exercer dans leur propre pays.

Le *nombre des enseignants* est passé de 483 en 1963 à 1 181 en 1975, soit une augmentation de *245 %,* alors que le *nombre des étudiants* est passé de 25 722 à 168 444, soit une augmentation de *650 %.* Le nombre des étudiants rend impossible la fréquentation régulière des structures de formation - dont les équipements ne se sont pas accrus dans les mêmes proportions.

Le Service National de Santé devrait être en mesure d'offrir la possibilité d'exercer à tous les diplômés. La pléthore médicale ne l'a pas permis et l'on compte 70 000 médecins *inoccupés.* Le S.N.S. est obligé d'adopter des mesures d'admission de plus en plus rigoureuses, mettant en cause le libre choix du médecin par le malade.

La programmation de l'accès aux Facultés de Médecine est conforme à la Constitution italienne, et notamment à son article 34 - l'administration pouvant définir le nombre maximum d'étudiants d'après les capacités de formation. Les Universités attendent des mesures limitatives qui ne peuvent provenir que du Gouvernement et du Parlement. Alors que toutes les forces politiques actuelles sont d'accord sur le principe de ces mesures, Gouvernement et Parlement se rejettent la responsabilité de la décision, ce qui provoque, dans l'attente d'une réglementation restrictive, un *nouvel afflux* d'étudiants vers les Facultés de Médecine.

D'après les inscriptions en 1984/1985, l'on peut prévoir que la pléthore médicale sera aggravée dans les prochaines 6 années de 100 000 diplômés. Le Service National de Santé est dans l'incapacité d'absorber les diplômes actuels et ces nouveaux diplômés. En ce qui concerne la médecine générale, le nombre des adhésions à la Convention du S.N.S. est limité par un rapport *optimal* médecins/population fixé par la loi. Quant aux médecins spécialistes, leur nombre dépend des capacités d'accueil des structures de médecine ambulatoire du S.N.S. On peut estimer à 150 000 le nombre de médecins pouvant entrer dans ce Service. Le nombre de médecins inoccupés aujourd'hui (70 000) risque de croître rapidement dans les prochaines années. Il y a urgence : il ne semble pas possible de retarder « sine die » la solution du problème.

Ajoutons pour conclure que d'après les prévisions publiées par le B.M.J. [6] que sur la base de 18 000 diplômés par an (1982), le nombre des entrées dans la profession s'élèvera au nombre des départs (décès, retraites) *multiplié par 9* jusqu'à la fin du siècle, alors que ce coefficient se situe entre 3 et 6 pour les autres pays.

Belgique

On compte actuellement environ 1 médecin pour 380 habitants ; de 1960 à 1980, la population a augmenté de 7,5 % et le nombre des médecins de 110 %. Le Ministre des Affaires sociales reconnaît que cette évolution crée des problèmes au budget de l'Etat et n'est pas profitable à l'organisation efficace des soins de santé. Tout le monde s'accorde à dire que la croissance du nombre des médecins devrait être freinée. Mais les responsables sont hostiles pour des raisons de principe au « numerus clausus ». Il n'y a donc aucune limitation à l'entrée.

Le nombre total des étudiants inscrits passe de 6 527 en 1964 à 13 630 en 1980 - mais le nombre des 1res et des 2es candidatures diminue. La limitation se fait par la sévérité des examens : par suite du libre accès, le pourcentage d'étudiants qui a échoué après la 1re candidature s'élève à 55 %. Le nombre des diplômés annuels n'a pas connu une croissance aussi forte que celle des étudiants. Mais si l'on prend une génération d'étudiants de 3 700 admis en 1973, on constate que 1 400 seulement ont été qualifiés en 1979, ce qui fait ressortir un pourcentage d'élimination de 62 %. Les éliminés changent de profession, ce qui signifie une perte importante d'efforts personnels et de ressources nationales.

D'autre part, un certain nombre d'étudiants ressortissant d'Etats-membres de la C.E. appliquant un « numerus clausus » à l'entrée des études médicales entreprennent, lorsqu'ils n'ont pu être admis dans leur pays d'origine, leurs études médicales en Belgique. Un certain frein à ce flux migratoire résultait de ce que la loi belge autorisait le Ministre de l'Education nationale à instaurer un « minerval » pour les étudiants n'ayant pas la nationalité belge. Or un arrêt de la Cour de Justice des Communautés européennes, en date du 13 février 1985 (affaire Granier), a décidé que l'imposition d'une redevance constituait une

---

6. *Medicine in the European Communities,* Dr Roger Brearley, 5 mai 1984.

discrimination en raison de la nationalité, prohibée par l'art. 7 du Traité. Il y a donc tout lieu de penser qu'en raison du libre accès aux Facultés de médecine belges, le flux migratoire des étudiants s'amplifiera.

III - Les autres pays européens

Ils pratiquent tous, selon des modalités diverses, une certaine sélection à l'entrée fondée sur la capacité de formation des Facultés de médecine et l'appréciation des besoins futurs de la population en médecins.

R.F.A.

La Constitution allemande s'oppose à toute sélection fondée sur un numerus clausus. Cependant il n'y a qu'un nombre déterminé de places à l'entrée de la formation de base, et le nombre de candidats dépasse de loin les places disponibles. Divers systèmes de *sélection* ont été essayés, fondés en particulier sur la moyenne des notes obtenues au baccalauréat et sur l'utilisation de divers quotas (étrangers, cas sociaux, fonction sanitaire publique, etc.). Depuis 1981, outre les quotas, la sélection se fait selon plusieurs possibilités : la combinaison des *notes obtenues au baccalauréat et à un test de personnalité* ou un *tirage au sort* en fonction des notes. Les admissions aux études de médecine se sont élevées de 4 364 en 1970 à 12 000 en 1982, les « approbations » s'élevant de 9 000 environ en 1982 à un nombre estimé de 12 000 en 1988. La R.F.A., malgré son système de sélection, est l'un des pays où le nombre d'habitants par médecin est le plus faible (345) et figure parmi les 5 pays où le coefficient multiplicateur (2,24) est l'un des plus élevés. Le nombre croissant d'étudiants entraîne en particulier de sérieuses difficultés pour la mise en œuvre de la formation complémentaire des généralistes.

Danemark

L'admission des étudiants dans la formation médicale de base est limitée par trois quotas :

- pour 50 %, les admissions sont accordées d'après les notes de l'examen de fin d'études secondaires ;
- pour 40 %, les résultats de l'examen d'admission sont multipliés par un facteur tenant compte du temps consacré par le candidat à un travail salarié ;
- pour 10 %, admission par dispense.

Le nombre des étudiants admis est en légère décroissance (1980 : 865 - 1984 : 675 - 1985 : 500). Le nombre des diplômés durant la même période passe de 765 à 701. A l'évidence, la fixation chaque année de quotas permet d'atteindre à une certaine stabilisation.

Luxembourg

Ce pays ne possède pas d'université ni d'école de médecine (sauf la première année de médecine sanctionnée par un examen).

Pays-Bas

Un numerus clausus existe à l'entrée de la formation de base. Il repose sur un *système de tirage au sort* des étudiants, le nombre étant fixé chaque année par le Ministre de l'Education en fonction des possibilités des facultés de médecine. Le nombre des étudiants de 1 897 en 1982 s'abaisse à 1 457 en 1985. Le nombre des diplômés diminue de 1 558 en 1980 à 1 460 en 1983.

Royaume-Uni

Il existe un numerus clausus à l'entrée, en fonction du nombre de places dans les écoles de médecine et des emplois prévisibles. Les entrées dans les écoles de médecine dépendent des disponibilités financières accordées par un Comité universitaire. Le nombre d'entrées, de 3 468 en 1975, s'élève à 3 956 en 1984/85. Le nombre de diplômés s'est élevé de 2 749 en 1975 à 3 510 en 1984. Le Royaume-Uni est le pays ayant le plus faible coefficient d'accroissement de 1960 à 1982 (1,5).

IV - Les effets pervers de cette situation

Nous les résumerons brièvement :

1. D'après un rapport du Comité Consultatif pour la Formation Médicale, la proportion entre les étudiants en médecine et leurs enseignants ne devrait pas être supérieure à 10 étudiants par enseignant pour les disciplines non cliniques, et 5 étudiants pour les disciplines cliniques. De tels petits groupes permettraient aux étudiants de participer activement à l'interrogation et à l'examen du malade. L'évolution du rapport étudiants-enseignants a rendu en fait impossible dans plusieurs pays un tel mode de formation. Une adéquation entre le nombre des étudiants et celui des cas cliniques disponibles pour l'enseignement conditionne aussi la qualité de la formation. La qualité des médecins et de la médecine est ainsi menacée.

2. Une proposition de Directive vient d'être déposée par la Commission des C.E. auprès du Conseil, en vue d'organiser une formation spécifique en médecine générale. Les candidats généralistes devront en particulier acquérir leur formation par des stages obligatoires auprès de médecins agréés, la possession du titre professionnel de médecin généraliste devenant en 1993 obligatoire pour exercer dans le cadre de la Sécurité sociale. Cette réforme, vivement souhaitée de toutes parts, suppose une régulation très stricte du nombre des candidats à cette formation complémentaire. Sinon la réforme s'avèrerait rapidement inapplicable, pour le plus grand dommage de la population.

3. Le nombre de médecins inemployés - ou à faible activité - en Italie, en France, en Allemagne, au Danemark, l'obligation pour certains d'exercer des tâches paramédicales ont pour conséquence une diminution de leur expérience professionnelle, la remise en cause de leur compétence clinique. On cite dans certains pays des jeunes médecins ou chirurgiens qui traitent seulement un ou deux patients par semaine. Si paradoxal que cela soit, un excédent de médecins peut constituer une menace pour la santé.

4. La concurrence exacerbée à laquelle sont contraints certains praticiens comporte des dangers pour le respect des règles déontologiques.

5. La croissance du nombre des médecins entraîne inévitablement une croissance des dépenses de santé. Selon une loi économique, « l'offre crée sa propre demande », ce qui implique non seulement une augmentation des rémunérations, mais des services d'auxiliaires et des équipements, un nouveau marché, de nouveaux besoins.

6. La recherche sur le plan communautaire de la maîtrise des dépenses de santé devrait conduire à *agir sur l'offre,* grâce notamment à la planification des effectifs médicaux, ce d'autant plus que, par suite de la limitation des budgets hospitaliers, le secteur public n'est plus en mesure d'offrir des perspectives d'emploi aux jeunes médecins. « Dorénavant la plupart des pays de la C.E. seront obligés de planifier leurs services de santé, en présence d'une densité médicale critique au niveau supérieur[7]. »

7. La distorsion existante entre les pays ayant un numerus clausus à l'entrée et les pays où l'accès aux écoles de médecine est libre (la Belgique et l'Italie) crée en réalité des *obstacles à la libre circulation,* cependant voulue par l'art. 57 § 3 du Traité et les Directives médecins de 1975. Beaucoup d'étudiants qui n'ont pu être admis dans la Faculté de leur pays d'origine viennent s'inscrire en Italie et (nous l'avons vu) en

7. Les prévisions de médecins à l'horizon 1985, par Vittorio Mapelli (Milan), *Cahiers de Sociologie et de Démographie Médicales,* juin 1981.

Belgique pour obtenir un diplôme qui leur permet d'exercer dans tous les pays de la C.E.E. Le nombre illimité de médecins qui se forment dans ces deux pays se heurte au fait que la libre circulation est en réalité impossible dans les pays à numerus clausus où sont créés des services nationaux de santé n'occupant qu'un nombre prédéterminé de médecins. La libre circulation suppose en réalité l'institution dans tous les pays de la C.E. d'une prédétermination et d'une programmation du nombre des étudiants d'après la capacité de formation des Facultés de médecine et des services hospitaliers formateurs de chaque Pays-membre.

V - Conclusion

Peut-on espérer que l'équilibre puisse être trouvé grâce à des *flux migratoires* : inégalités *territoriales,* activités médicales *extra-thérapeutiques* (hygiène de l'environnement, prévention, éducation sanitaire), *redistribution de l'activité* entre médecins pluri-occupés et médecins à occupations marginales, *libre circulation* dans la C.E. ou *émigration* ? En réalité, il semble, d'après les observateurs, que les facteurs de « résidentialité » surpassent les facteurs de « mobilité » [7]. Il ne semble pas d'autre part que la place prise par la prévention dans l'activité médicale soit de l'ordre de grandeur des phénomènes de pléthore qui se manifestent actuellement dans plusieurs pays européens, et apportent vraiment une solution. Nous reprendrons volontiers à notre compte la conclusion du Dr Brearley dans l'article précité du B.M.J. : « Une production excessive de médecins et le sous-emploi médical sont les plus sérieux des problèmes. » Il est temps de les évoquer et de les traiter au plan communautaire.

Une adéquation entre le nombre des étudiants et celui des cas cliniques disponibles pour l'enseignement conditionne la qualité du médecin diplômé.

Le Comité Permanent des Médecins de la C.E. souligne avec insistance que si l'on ne prenait pas en considération ses propositions, la profession médicale déclinerait toute responsabilité en cas de détérioration de la qualité de la formation des médecins. Les conséquences qui en découleraient, c'est-à-dire une détérioration de la qualité des soins, incomberaient aux responsables politiques de cette situation.

VI - Résolution[8] sur la régulation de l'accès des étudiants à la formation médicale de base

Le Comité Permanent des Médecins de la C.E.E., réuni en session des Chefs de Délégations à Cannes les 31 mai-1er juin 1985 :

- après avoir entendu et approuvé le rapport du Dr Brearley, président de la commission de Formation professionnelle, et pris connaissance du Document CP 85/97 élaboré à sa demande,
- inquiet de constater que le nombre croissant de médecins diplômés formés dans plusieurs Etats-membres tend à créer un sous-emploi médical portant préjudice à l'entretien nécessaire de leur expérience professionnelle et constituant un gaspillage d'investissements de formation importants de la part des Etats, dans une période où les contraintes économiques conduisent à réduire les dépenses de protection sociale et de santé,
- remarquant que cette croissance est beaucoup plus marquée dans les pays ne comportant aucune limitation ou programmation du nombre des étudiants accédant à la formation médicale,
- souhaitant être sûr que les niveaux de formation ne seront pas abaissés par un nombre d'étudiants plus élevé que ne peuvent tolérer les capacités de formation,
- observant que la coexistence dans la C.E. de pays formant un nombre illimité de médecins diplômés et de pays appliquant une stricte programmation crée une distorsion compromettant la libre circulation voulue par le Traité,

adopte les Recommandations suivantes qu'il demande à son Président de transmettre aux institutions communautaires compétentes :

1. Des mesures urgentes doivent être prises en vue d'obtenir que chaque Etat-membre établisse un mécanisme de régulation de l'accès des étudiants à la formation médicale de base. Le Comité Permanent conseille vivement de se reporter aux recommandations contenues dans les rapports du Comité Consultatif pour la Formation Médicale (III/D/32/1/78 et III/D/697/3/77).

2. Le nombre des étudiants admis à suivre la formation médicale de base doit être en relation avec :

- les possibilités dont on dispose en vue d'une instruction clinique adéquate, pendant la formation médicale de base,

---

8. Adoptée par la réunion des Chefs de Délégations des 31 mai et 1er juin 1985 à Cannes.

- l'évolution de la demande de soins médicaux en fonction de la démographie médicale et générale, et du développement économique national et communautaire,
- un rapport nombre d'habitants par médecin suffisant à maintenir la compétence professionnelle d'un praticien tout au long de sa carrière médicale.

Recommandations sur les problèmes éthiques posés par la pratique actuelle de la fécondation médicalement assistée et des transferts d'embryons [1]

Le Comité permanent, réuni en Assemblée plénière des dix délégations nationales, les 22 et 23 novembre 1985

- face aux problèmes éthiques posés aux médecins par les pratiques actuelles de fécondation médicalement assistée, avec transferts d'embryons,
- après étude des travaux nationaux et européens en la matière, et notamment de la prise de position de la British Medical Association sur le rapport Warnock (1984-1985), et des Directives adoptées par le Congrès des médecins allemands en mai 1985,
- compte tenu de la Déclaration provisoire de l'Association Médicale Mondiale sur les aspects éthiques de la fécondation in vitro (Bruxelles - octobre 1985),

recommande aux médecins d'observer les règles *minimales* qui suivent, *sans préjudice des règles déontologiques ou légales plus contraignantes promulguées dans leur propre pays,* et leur suggère avant d'intervenir de consulter à cette fin leur organisation professionnelle compétente en matière d'éthique médicale, tout particulièrement en cas d'expérimentation sur embryon :

1. L'emploi des techniques de fécondation médicalement assistée ayant pour objectif primordial de faire naître un enfant chez un couple stérile, en ne faisant appel qu'aux gamètes du couple, la réimplantation ayant lieu dans l'utérus de la mère génétique, est considéré comme parfaitement licite. Il incombe au médecin de donner au couple, d'une manière claire et compréhensible pour lui, toutes informations sur le but, les risques, les inconvénients et les échecs possibles de ce procédé, ainsi

1. Aux délégations nationales, aux organisations internationales agréées, aux pays observateurs, le 28 novembre 1985.

que sur les implications de la congélation et de la conservation des embryons surnuméraires en vue de transplantations ultérieures.

2. Lorsque le ou les donneurs de gamètes n'assumeront pas la paternité de l'enfant à naître, le médecin n'interviendra que si les receveurs sont décidés à accepter la pleine responsabilité de cet enfant et que les donneurs renoncent à tout droit sur ce dernier, sans préjudice des droits de l'enfant dès sa naissance. Pour des raisons éthiques, l'intervention à des fins lucratives de « mères de substitution » doit être rejetée.

3. Les organisations professionnelles peuvent d'autre part intervenir, s'il y a lieu, dans chaque pays auprès des pouvoirs compétents en vue d'obtenir que soit amélioré le degré de sécurité juridique des enfants à naître dans de telles conditions, par une réforme du régime de filiation, notamment en matière de désaveu ou de recherche de paternité, ou par un régime assoupli d'adoption par anticipation.

4. L'éthique médicale fondée sur le respect de la vie et de la personne humaine conduit à considérer les embryons surnuméraires conservés et congelés en vue de réimplantations ultérieures ou de recherches scientifiques éventuelles, non comme des matériaux de laboratoire, mais comme des « personnes humaines potentielles », leur implantation ultérieure pouvant permettre une naissance viable. Le respect qui leur est dû entraîne en conséquence :

4.1. l'information préalable des intéressés, prévue en 1. ci-dessus, et l'obtention de leur consentement, confirmé par écrit.

4.2. la fixation d'une durée limitée de conservation, laissant leurs chances aux réimplantations éventuelles.

4.3. la soumission de toutes recherches ou expérimentations aux règles de la Déclaration d'Helsinki-Tokyo adoptée en 1975 par l'Association Médicale Mondiale, et notamment le recours à l'avis de Comités d'éthique. Ces recherches ou expérimentations doivent avoir pour but d'améliorer les connaissances en matière de fécondation médicalement assistée comme en matière de transmission, de prévention ou de traitement des maladies génétiques.

4.4. la limitation des recherches et expérimentations sur embryons à une période très brève de leur développement.

4.5. l'interdiction de principe de la réimplantation ultérieure des embryons ayant fait l'objet de recherches ou expérimentations.

4.6. la subordination de toute réimplantation ou destruction ultérieures au consentement des parents ou, à défaut d'accord ou de possibilité de consultation, à la décision de l'autorité de contrôle.

4.7. l'exercice, en effet, d'un contrôle des conditions de conservation et d'utilisation des embryons surnuméraires par une autorité compétente.

4.8. l'adaptation des règles légales de filiation et de succession aux problèmes posés par le statut de ces embryons.

Cette Recommandation a fait l'objet d'un vote favorable des délégations d'Allemagne, de Belgique, du Danemark, de France, d'Italie, du Luxembourg et du Royaume-Uni. Les délégations de Grèce et d'Irlande se sont abstenues et la délégation des Pays-Bas a voté contre, ces problèmes étant en cours d'étude dans leur pays. La publication de la présente Recommandation a été autorisée à l'unanimité.

Le secret médical en droit communautaire[1]

Le Secret médical est une des modalités permettant de faire respecter un droit fondamental de l'homme, une disposition éthique, voire légale, protégeant la sphère personnelle du patient et lui permettant de tout dire au médecin qui a sa confiance et dont la profession comporte la mission de lui donner des soins en toute indépendance. La protection de la mission du médecin a pour contrepartie la discipline professionnelle, imposée et contrôlée dans l'intérêt général par des institutions habilitées à cette fin.

La base commune de cette protection de la confidentialité dans les dix pays membres est d'ordre éthique. Elle est devenue une règle civile reposant le plus souvent sur le contrat de soins, ainsi qu'une règle professionnelle dont le respect est contrôlé par la juridiction disciplinaire. Dans huit pays sur dix (font exception le Royaume-Uni et l'Irlande), cette règle est en outre inscrite dans la loi pénale, acquérant ainsi un caractère d'ordre public.

1. Précisons qu'il n'y a pas et qu'il ne peut y avoir de secret entre le médecin et son patient : l'obligation pour le médecin d'informer le patient qui l'a choisi est d'ailleurs à la base de l'exigence du consentement éclairé avant toute intervention. Lors de sa révélation, le médecin doit cependant garder une certaine prudence : il ne faut pas, en effet, que l'information du patient nuise à sa santé. Les limites et les modalités de cette information varient selon la déontologie, les usages et les traditions de chaque Pays-membre.

---

1. Document élaboré à la suite d'une enquête du Comité Permanent auprès des délégations nationales et adopté par la réunion des Commissions « Ethique Médicale » et « Juristes » des 20 et 21 septembre 1984.

2. Le médecin peut-il être délié du secret par le patient en vue de révéler à des tiers des faits secrets ?

Le consentement du patient à cette révélation est une condition nécessaire, mais non suffisante. De manière générale, le médecin peut « retenir » certaines informations, si elles peuvent porter préjudice matériel ou moral au patient. Le consentement ouvre une possibilité, mais ne crée pas un devoir dans tous les Pays-membres. Une des modalités de cette communication à des tiers est la remise par le médecin au patient lui-même d'un certificat sur son état, le patient ayant été préalablement dûment éclairé sur les conséquences éventuellement dommageables pour lui de cette communication.

3. Le secret peut d'autre part être partagé entre le médecin-traitant et :

- les autres médecins participant au traitement du patient, soit actuellement, soit ultérieurement ;
- les membres des diverses professions de santé dont le concours est utile au traitement, dans la mesure où cette révélation est utile à leur exercice ;
- les membres de la famille du patient dans la mesure où cette révélation peut facililiter les soins.

Il importe que les professionnels susceptibles de partager le secret soient eux-mêmes liés à la règle du secret, soit par la loi, soit par leurs règles ou leur éthique professionnelles.

4. Le secret peut-il être partagé avec le médecin-conseil de la Sécurité sociale ?

Dans les Pays-membres où le secret ne repose pas sur la loi pénale, il n'y a pas d'interdiction, ni d'obligation légale de communication. L'usage est de donner les indications spécifiques correspondant à la demande de prestations du patient. Si une infraction à la règle du secret est invoquée à l'encontre du médecin, il peut se justifier s'il démontre avoir agi dans l'intérêt du patient.

Dans les autres Pays-membres, la demande de prestations est en général considérée comme faisant présumer l'accord du patient. Dans certains pays, la loi fait en principe obligation au médecin de « partager » dans la mesure du nécessaire. Dans les autres pays, le médecin doit apprécier ce qu'il doit ou peut dire. Mais s'il parle, il doit avoir l'accord du patient.

5. Le médecin peut-il révéler le secret médical sans loi spéciale l'autorisant ou l'obligeant à le faire et sans l'accord du patient, s'il en résulte un plus grand bien pour la société ?

Oui dans les Pays-membres où la règle du secret repose, non sur la loi pénale, mais sur la seule éthique professionnelle. Dans les autres Pays-membres, en principe, il faut une loi spéciale autorisant le médecin à parler : il s'agit en général de protéger des victimes (par exemple des enfants maltraités). Toutefois, faute de loi spéciale et dans des cas exceptionnels (par exemple lorsqu'il s'agit de prévenir des accidents de circulation), le médecin peut apprécier s'il s'agit, selon les termes excellents de la loi italienne, d'une « juste cause » de révélation.

6. Enfin le médecin peut-il être obligé par la loi de révéler le secret sans l'accord du patient ?

Oui dans tous les Pays-membres s'il s'agit de déclarer aux autorités compétentes les maladies contagieuses ou les accidents du travail.

Le problème est plus complexe en droit communautaire s'il s'agit de témoigner en justice ou de dénoncer à la police des faits permettant la prévention ou la répression des crimes ou des délits.

Dans les pays où le secret médical ne repose pas sur la loi pénale, celle-ci s'impose avec plus de rigueur au médecin : le refus de témoigner en justice à ce sujet est en principe un outrage à la Cour. Le médecin n'est pas délié, d'autre part, de l'obligation qui s'impose à tout citoyen d'aider à la prévention ou à la répression des crimes et délits.

Dans les pays où le secret médical est inscrit dans la loi pénale, il y a conflit entre plusieurs obligations d'ordre public. Il est en général admis, avec des nuances variables d'un pays à l'autre, que le médecin peut alors apprécier celui des devoirs qui lui incombent auquel il donne la priorité.

Masson Editeur
120, bd Saint-Germain
75280 Paris Cedex 06
Dépôt légal : Octobre 1986

Imprimerie Laballery
58500 Clamecy
Dépôt légal : septembre 1986
Numéro d'imprimeur : 606085

Europe et médecine 1983-1986

Comité Permanent des Médecins de la Communauté Européenne

« Sont publiés dans cette plaquette les documents les plus importants conçus pendant les travaux du Comité Permanent des Médecins de la C.E.E. au long des trois années de direction française... résultats d'analyses et de synthèses, véritable expressions collectives des 750 000 médecins de la Communauté. »
(Jacques Monier, président honoraire du Comité Permanent des Médecins de la Communauté Europeenne.)

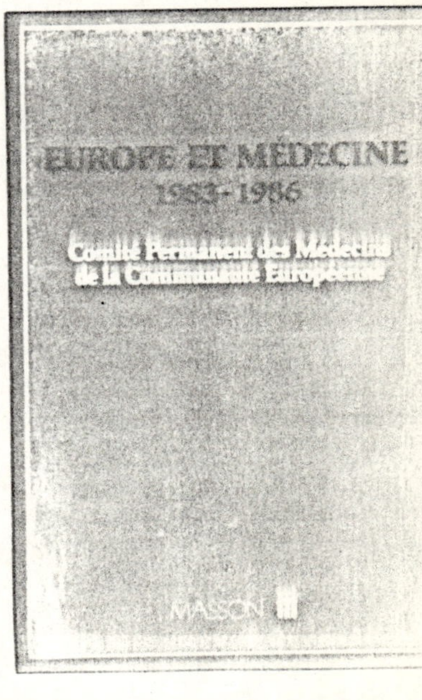

Europe et Médecine, 1983-1886. Masson, Paris, 1986, 115 pages.

Les réponses de l'éthique médicale aux inquiétudes suscitées par les progrès techniques et la volonté de maitrise des coûts [1]

La morale médicale que nous connaissons contient trois parties :

1. *Les devoirs des médecins envers les malades :* la compétence professionnelle, le dévouement, la vigilance, la loyauté, la discrétion, la disponibilité.

2. *Les devoirs collectifs du corps médical,* chargé d'un service public : participation des médecins aux actions sanitaires ; bonne organisation des urgences et des gardes ; et aussi responsabilités économiques.

3. Et ce que l'on peut appeler la *morale de la médecine :* la médecine n'a pas tous les droits, elle ne peut tout se permettre.

Le but de la médecine est de guérir les malades, de les soulager de leurs souffrances et de protéger la santé. Elle ne peut sans discussion être utilisée à d'autres fins.

Quelle est la substance de cette « morale de la médecine » ? le respect de la vie, le respect de la personne humaine, la non-discrimination entre les malades. Et aussi, du moins pour les pays libres, la liberté du malade, et l'indépendance du médecin dans ses décisions. Enfin ce que l'Association Médicale Mondiale proposait en 1948 dans le Serment de Genève en paraphrasant Hippocrate : « Même sous la menace je n'admettrai pas de faire usage de mes connaissances médicales contre les lois de l'humanité ». Entre cette morale de la médecine et les déclarations des Droits de l'Homme la concordance est très grande.

Jusqu'à présent la morale s'exprimait à l'impératif, alors que la science parle à l'indicatif, comme disait Henri Poincaré, qui ajoutait qu'ainsi jamais la science ne pourrait sécréter des règles de morale.

Mais aujourd'hui la morale est en crise, et l'on remet en cause précisément son langage impératif. Nos contemporains n'aiment plus qu'on leur parle de commandements et d'interdits. Nous assistons à une crise d'adolescence de la conscience humaine.

Notre société est cependant imprégnée de philosophie judéo-chrétienne. Ceux-là même qui n'ont ou ne croient avoir aucune foi religieuse, ainsi que l'observait Jankélévitch, portent comme tout le monde des jugements de valeur alors même qu'ils voudraient penser « par delà le bien et le mal ». Le Décalogue et les Evangiles continuent de gouverner encore, dans le tréfonds, nos concepts moraux.

Mais on affiche d'autres manières de considérer la morale. Ce sont autant de théories de la morale :

– La théorie de la *morale naturelle,* de l'instinct qui nous dit où est le bien, où est le mal. C'est une sorte d'esthétique : la lâcheté, la cruauté, l'égoïsme sont laids.

– La théorie *politique* de la Morale : les règles morales seraient fabriquées par les sociétés, lucides ou cyniques, pour leur stabilité et leur survivance.

– La théorie *sociologique,* très en faveur à l'époque actuelle. La morale serait un « ensemble de valeurs règnant dans une société donnée à un moment donné », émanation du comportement des gens. Un consensus, ce que le plus grand nombre désire et exprime. La morale devrait suivre l'évolution des mœurs, s'aligner sur les mœurs et ne plus prétendre les régenter.

– Enfin, au nom de la liberté de penser, certain ne reconnaissent plus que des *morales individuelles.* Jacques Monod concluait son Hasard et sa Nécessité par : « L'homme sait maintenant qu'il est seul... son devoir n'est écrit nulle part. A lui de choisir ». Et plus récemment nous entendions dire : « Personne ne saurait décider a priori ce qui est bon ou mauvais pour son voisin. » Ainsi parvient-on à nier la morale, à ne plus considérer que la quête du bonheur, que l'on confond de façon flagrante avec le plaisir.

Dans ce pluralisme philosophique , *que devient la morale professionnelle des médecins ?* Eh bien, on entend dire aussi « Pas de morale médicale officielle ! ». L'éthique traditionnelle est remise en question, on parle de « nouvelle éthique ». Et les éthiques médicales proposées sont très disparates.

– L'éthique des *Droits de l'Homme* est celle qui regarde les déclarations des droits non plus comme *l'expression* d'une morale ainsi que nous le pensions, mais comme le fondement d'une morale. C'est la religion des droits de l'homme.

Cela ne bouleverse en rien notre déontologie, parce que les devoirs des médecins coïncident en fait avec les droits des malades. Seulement les droits de l'homme ne couvrent pas toute la morale médicale. Et l'on peut craindre en outre que la notion de Droits de l'Homme risque de perdre quelque chose de sa pureté dans l'avalanche des droits catégoriels et sectoriels qui sont venus l'environner, la submerger, la dénaturer et qui représentent la forme moderne de la revendication, de la créance sur la société ou sur l'Etat-providence. Le droit à la santé, le droit à la procréation, les droits contradictoires de chaque catégorie de citoyens, appellent bien des réserves.

– On propose ailleurs une *éthique communautaire,* qui fait passer la collectivité avant les individus.

– la théorie d'une *éthique totalitaire* a été mise en formule par les médecins nazis au procès de Nüremberg : « L'Etat décide pour le médecin de la question à résoudre », « le médecin est un instrument aux mains de l'Etat, il reçoit l'ordre comme l'officier... ».

– Certains médecins sont tentés par *l'éthique scientiste,* éthique de la connaissance ou religion du progrès. Elle conduit naturellement à admettre que tout ce qui est possible est permis.

– D'autres ont la religion de l'information,qui engendre une *éthique de la transparence.* La pensée de Gide et surtout son talent l'ont encouragée : la seule chose importante est de tout dire, et de tout montrer.

– Enfin, on voit parer du nom d'éthique une théorie *hédoniste* de l'irresponsabilité freudienne et du confort réunis, prête à admettre l'avortement si le sexe de l'enfant n'est pas celui qu'on désirait, à admettre l'euthanasie des vieillards, l'aide au suicide et peut-être l'inceste...

[1] Extraits du discours du Professeur Villey, Président du Conseil national de l'Ordre français et du Collège international des Ordres, à l'occasion du 25e anniversaire du Comité permanent des Médecins de la Communauté européenne, le 21 novembre 1985.